Fernanda Mieto

Die Erfahrungen von Müttern in einer pädiatrischen Hämodialyse-Einheit

Fernanda Mieto

Die Erfahrungen von Müttern in einer pädiatrischen Hämodialyse-Einheit

Fernanda Stella Risseto Mieto

ScienciaScripts

Imprint
Any brand names and product names mentioned in this book are subject to trademark, brand or patent protection and are trademarks or registered trademarks of their respective holders. The use of brand names, product names, common names, trade names, product descriptions etc. even without a particular marking in this work is in no way to be construed to mean that such names may be regarded as unrestricted in respect of trademark and brand protection legislation and could thus be used by anyone.

Cover image: www.ingimage.com

This book is a translation from the original published under ISBN 978-3-330-99716-5.

Publisher:
Sciencia Scripts
is a trademark of
Dodo Books Indian Ocean Ltd. and OmniScriptum S.R.L publishing group

120 High Road, East Finchley, London, N2 9ED, United Kingdom
Str. Armeneasca 28/1, office 1, Chisinau MD-2012, Republic of Moldova, Europe
Managing Directors: Ieva Konstantinova, Victoria Ursu
info@omniscriptum.com

Printed at: see last page
ISBN: 978-620-8-63258-8

DEDICATORY

Ich widme diese Arbeit den Müttern, die ihre Kinder zur Hämodialyse begleiten und mir großzügig ihre Erfahrungen mitgeteilt haben.

DANKSAGUNGEN

Meiner Betreuerin, Prof. Dr. Regina Szylit Bousso, für ihre Weisheit, Präzision und Sorgfalt bei der Überwachung der gesamten Arbeit.

An Prof.[a]Dr. Ana Márcia Mendes-Castilho und Prof.[a]Dr. Sandra Galheigo für ihre wertvollen Beiträge während der Eignungsprüfung.

Meinen Eltern, die mich in meinem Streben nach Wissen immer ermutigt haben. Meinem Vater danke ich dafür, dass er mir die Bedeutung von kritischem Denken und ethischen Werten vermittelt hat. Meiner Mutter danke ich für die Liebe, die mich aufnimmt, erhält und verwandelt.

Meiner Großmutter, Maria Domenica, für die Einblicke in meine Träume während des Schreibens der Dissertation.

Meinem Bruder Flávio, einem Vorbild an Disziplin und Entschlossenheit, danke ich dafür, dass du seit meiner Kindheit mein Komplize und Partner warst. Ich vermisse dich!

Dem Team der Kinder-Hämodialyse-Einheit, insbesondere der zuständigen Krankenschwester Débora, die mich bei der Datenerhebung sehr unterstützt hat.

An die Mitglieder von NIPPEL für die lehrreichen und bedeutungsvollen Momente bei jedem Treffen.

Meinen lieben Freunden dafür, dass sie immer für mich da sind, mich ermutigen und mein Leben voller Zuneigung gestalten.

Meiner lieben Mari, die mir mit ihrer Weisheit und Hingabe beigebracht hat, wie man eine Ergotherapeutin für Kinder wird.

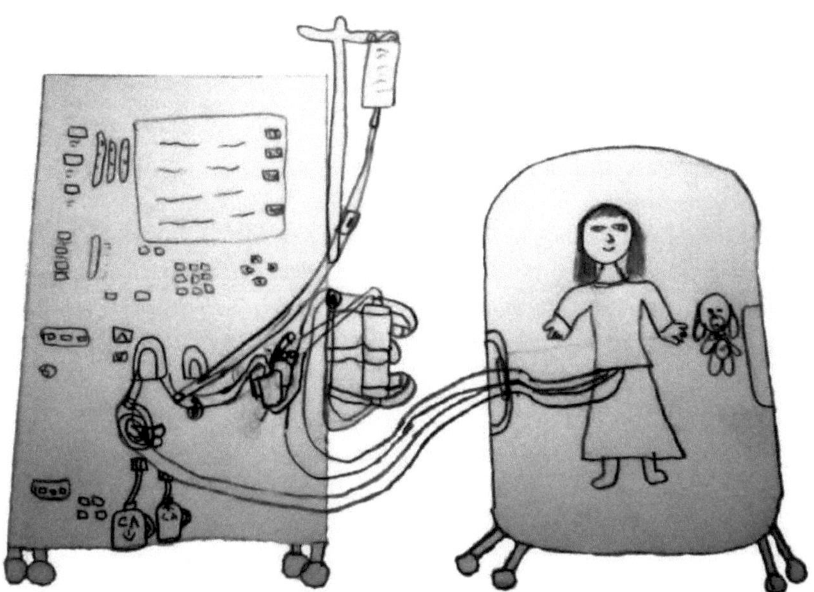

K. 11 Jahre alt - Bleistiftzeichnung mit dem Titel "Die Maschine".

[...] das beobachtbare Verhalten kann nur die Oberfläche der Dinge sein.

(Pire, 1988)

"Die Aufgabe der wissenschaftlichen Untersuchung besteht darin, die Schleier zu lüften, die das Blickfeld der zu untersuchenden Gruppen verdecken. Die Schleier werden nicht gelüftet, indem man in irgendeiner Weise vorgefertigte Bilder durch unmittelbares Wissen ersetzt. Die Schleier werden gelüftet, indem man sich dem Gebiet nähert und es durch sorgfältiges Studium "ausgräbt". Methodische Schemata, die dies nicht fördern oder zulassen, verletzen das Grundprinzip des Respekts vor der Natur unserer empirischen Welt".

(Blumer, 1969)

ZUSAMMENFASSUNG

Die Notwendigkeit einer Hämodialyse hat tief greifende Auswirkungen auf das Leben von Kindern und Jugendlichen mit Nierenversagen im Endstadium und auf ihre Mütter, da sie in erster Linie die Pflege der Behandlung übernehmen. Die Hämodialysebehandlung erfordert, dass die Mutter ihr Kind mindestens dreimal pro Woche zu den Sitzungen begleitet, und da es sich nicht um eine kurative Behandlung handelt, erlebt sie das Warten auf eine Nierentransplantation mit einer anderen Bedeutung. Ziel dieser Studie war es, zu verstehen, wie Mütter die Erfahrung der Begleitung ihres Kindes in einer Kinder-Hämodialyse-Einheit wahrnehmen, und ein theoretisches Modell zu entwickeln, das diese Erfahrung darstellt. Als theoretischer Rahmen wurde der Symbolische Interaktionismus und als methodologischer Rahmen die Datenbasierte Theorie gewählt. Die Daten wurden durch Interviews mit elf Müttern von Kindern und Jugendlichen erhoben, die sich einer Hämodialyse unterziehen. Die vergleichende Analyse der Daten ermöglichte es, zwei Phänomene zu identifizieren, die die Erfahrung ausmachen: "Zu sehen, wie das Leben des Kindes von der Maschine weggesaugt wird", was die von der Mutter erlebten Erfahrungen ausdrückt, die das Bedürfnis wecken, den neuen Zustand des Kindes oder Jugendlichen zu verstehen, und "der Hämodialysemaschine eine neue Bedeutung zu geben", was die Strategien darstellt, die unternommen werden, um die Erfahrung zu ertragen. Die Artikulation dieser Phänomene ermöglichte es, die zentrale Kategorie zu identifizieren: "Das Leben als Gefangener einer **Maschine", aus der ein neues** theoretisches Modell **vorgeschlagen wird.** Die Ergebnisse der Studie bieten theoretische Unterstützung für die Planung einer Betreuung, die den tatsächlichen Bedürfnissen der Mütter entspricht, und zeigen Aspekte auf, die ein Eingreifen erfordern.

Schlüsselwörter: Mütter. Chronisches Nierenversagen. Nierendialyse.

ZUSAMMENFASSUNG

KAPITEL 1

EINFÜHRUNG

1.1 KONTEXTUALISIERUNG DER FORSCHUNG

Der Wunsch, die Forschung durchzuführen, entstand aus den Bedenken, die ich bei meiner Arbeit als Ergotherapeutin mit Kindern, Jugendlichen und Müttern in der Kinder-Hämodialyse-Einheit des Darcy Vargas Kinderkrankenhauses hatte.

In meinem täglichen Kontakt mit Kindern und Jugendlichen, die sich einer Hämodialysebehandlung unterziehen, habe ich beobachtet, dass sie die ihnen auferlegten Wasser- und Nahrungsbeschränkungen sowie die invasiven Verfahren, die wiederholten Krankenhausaufenthalte, die Medikamentenroutine, die Notwendigkeit, der Schule fernzubleiben oder die schulischen Aktivitäten den Behandlungsplänen anzupassen, die Distanzierung von zwischenmenschlichen Beziehungen und die Verringerung der Zeit für Freizeit- und Sozialaktivitäten erleben. Als die Kinder und Jugendlichen die Behandlung in der Hämodialyse-Einheit begannen, erlebten sie unzählige Unterbrechungen in ihrem täglichen Leben und in ihrem affektiv-kognitiven Entwicklungsprozess.

Als Ergotherapeutin in der Kinder-Hämodialyse-Einheit habe ich Kindern und Jugendlichen während ihrer Hämodialyse-Sitzung eine Stunde lang kreative und sinnvolle Aktivitäten vorgeschlagen. Dieser Vorschlag bot einen Raum zur Förderung des produktiven Handelns und zielte darauf ab, Kreativität, Initiative und Sozialisation zu fördern, Ängste zu minimieren, Gefühle zu teilen, das Selbstbild zu verbessern und eine bessere Therapietreue zu ermöglichen. Die ergotherapeutische Intervention in der Kinder-Hämodialyse-Einheit basierte auf der Winnicott'schen Theorie, die besagt, dass eine gesunde Entwicklung und die Bewältigung widriger Situationen auch von der Gestaltung der Umgebung abhängen.

Die Dynamik der spielerischen und ausdrucksstarken Aktivitäten, die in der Therapeuten-Kind/Jugendlichen-Beziehung erlebt wurden, hing jedoch von der Anwesenheit der Pflegeperson/Begleitperson ab, entweder weil sie bereit waren, etwas gemeinsam zu unternehmen, oder weil sie aufgrund der Krankheit des Kindes oder Jugendlichen und der Schwierigkeiten, mit denen sie konfrontiert waren, über ihren Alltag sprechen mussten. Ich stellte fest, dass die Behandlung der chronischen Niereninsuffizienz von den pflegenden Angehörigen eine Umstrukturierung ihres täglichen Lebens erforderte. Ich war fasziniert vom Leid der Familienangehörigen hämodialysepflichtiger Kinder und Jugendlicher, insbesondere der Mütter, die sich überwiegend um die Behandlung ihrer Kinder kümmern.

Vor diesem Hintergrund begann ich mit den Müttern eine einstündige ergotherapeutische Gruppe, die zeitgleich mit den Hämodialysebehandlungen ihrer Kinder stattfand. Die von der Gruppe durchgeführten künstlerischen Aktivitäten erleichterten die Schaffung einer Interaktion, die Zuhören, Zusammenarbeit und Austausch beinhaltete, und durch diese Gruppenerfahrungen war es möglich, etwas über die Lebensgeschichten und spezifischen Probleme der einzelnen Mütter zu erfahren.

Ziel der Gruppe war es, einen Raum der Unterstützung zu schaffen, in dem die Mütter ihre Ängste, Phantasien und Schwierigkeiten, die sie aufgrund der Krankheit ihres Kindes erlebten, zum Ausdruck bringen konnten. Ziel der Gruppe war es auch, dass die Mütter gemeinsam Bewältigungsstrategien für die psychosozialen Auswirkungen entwickeln, die sich aus der Erfahrung ergeben, ein Kind mit chronischem Nierenversagen zu haben, das sich einer Hämodialysebehandlung unterzieht.

Während der Gruppendynamik wurde mir klar, dass diese Mütter sich täglich Sorgen um eine angemessene Ernährung und die korrekte Einnahme der für ihre Kinder verschriebenen Medikamente machen mussten. In ihren Vorträgen zeigten sie, dass sie die Möglichkeit fürchteten, dass der Katheter unwirksam werden könnte und folglich im Operationssaal ausgetauscht werden müsste, oder sogar eine Verschlechterung des klinischen Zustands, die eine Einweisung in die pädiatrische Nephrologiestation erforderlich machen würde.

Hinzu kam das Warten auf eine Nierentransplantation, dem unterschiedliche Bedeutungen beigemessen wurden, von der Vorstellung einer Erlösung und dem Ende der Hämodialyse-Maschine bis hin zu Befürchtungen über die Pflege nach der Transplantation und die Kontinuität der Behandlung.

Zu verschiedenen Zeiten wurde ich Zeuge von Gesprächen, in denen die Krankheit und ihre Auswirkungen im Mittelpunkt standen. Die Mütter berichteten von familiären Konflikten, die durch die Notwendigkeit der Abwesenheit von zu Hause und die Müdigkeit aufgrund der fehlenden Arbeitsteilung zwischen den Familienmitgliedern verursacht wurden. Ich bemerkte, dass sie Ängste und Befürchtungen mitbrachten und dem Krankheitsprozess auf unterschiedliche Weise eine Bedeutung gaben, was mich für Subjektivitäten sensibilisierte, die gesehen und gehört werden mussten.

Diese Frauen brachten ihre Kinder dreimal wöchentlich in die Kinder-Hämodialyse-Einheit und blieben dort zwölf Stunden pro Woche. Diese Routine hatte erhebliche Auswirkungen auf ihr tägliches Leben und ihre Einzigartigkeit - ein tägliches Leben, das von mütterlichen Aufgaben durchdrungen war, die sie oft mit Angst, Besorgnis, Traurigkeit und familiären Konflikten erlebten.

Das Zusammenleben mit diesen Müttern warf bei mir einige Fragen auf:

- Welche psychosozialen Auswirkungen hat es für Mütter, ein hämodialysepflichtiges Kind zu haben?
- Wie definieren die Mütter die Erfahrung, ihr Kind zur Hämodialyse zu begleiten?
- Welche Verhaltensweisen zeigen Mütter, während ihr Kind an der Hämodialyse ist?
- Wie gehen Sie mit Ihrem Kind, anderen Betreuern, Familienmitgliedern und dem Personal um?
- Wie erleben Sie die alltägliche Betreuung eines Kindes oder Jugendlichen, das sich einer Hämodialysebehandlung unterzieht?
- Wie organisieren sie ihr tägliches Leben und schaffen Projekte für sich und ihre Kinder?

Diese Untersuchung stellt die Mutter eines Kindes oder Jugendlichen mit chronischem Nierenversagen, das sich einer Hämodialysebehandlung unterzieht, in den Mittelpunkt, da, wie Rossato, Angelo und Silva (2007) feststellten, die Mutter die gesamte Pflege übernimmt, ohne häufig mit anderen Familienmitgliedern darüber zu sprechen, wie sie diese Pflege teilen kann.

1.2 NUTZUNG DER LITERATUR

Die im Rahmen dieses Forschungsprojekts durchgeführte Literaturrecherche zielt darauf ab, einige Elemente der chronischen Krankheit und ihre Auswirkungen auf die Familie zu erläutern und dann das chronische Nierenversagen im Kindes- und Jugendalter, seine Merkmale als chronische Krankheit, die Hämodialysebehandlung und die Auswirkungen dieser Realität auf Kinder, Jugendliche, die Familie und die zwischen ihnen bestehenden Bindungen darzustellen.

1.2.1 Die Familie angesichts chronischer Krankheiten bei Kindern und Jugendlichen

Als chronische Krankheit gilt eine Krankheit, die einen langen Verlauf hat, sechs Monate oder länger andauert und im Allgemeinen wenig klinische Veränderungen oder eine langsame Entwicklung aufweist (Barlow, Ellard, 2006). Die Komplexität der Krankheit, ihre Behandlung sowie der Einsatz von und der Zugang zu Technologien beeinflussen den Verlauf einer chronischen Krankheit. So können einige Phasen der Krankheit vorhersehbar und andere ungewiss sein, aber alle verursachen Auswirkungen und Schäden für das Kind, den Jugendlichen und die Familie (Rolland, 2001).

Chronische Krankheiten führen zu Veränderungen im Leben von Kindern, Jugendlichen und ihren Familien und erfordern eine Anpassung an neue Situationen und Bewältigungsstrategien (Vieira, Lima, 2002). Familien, die im Kindes- und Jugendalter von einer chronischen Krankheit betroffen sind, müssen angesichts ständiger Arztbesuche, der täglichen Einnahme von Medikamenten und wiederholter langer Krankenhausaufenthalte ihren Alltag neu organisieren (Silva, Correa, 2006; Pinto, Ribeiro, Silva, 2005). Die Familie muss mit der Trennung von anderen Kindern, der Arbeit und dem Mangel an Unterstützung und Vertrauen durch andere Familienmitglieder fertig werden (Milanesi et al., 2006).

Die belastende Erfahrung, mit einer anhaltenden Krankheit zu leben, veranlasst die Familie, ihr Wissen und ihre Praktiken neu zu bewerten, andere Bedeutungen zu konstruieren und ihre Lebensmuster zu ändern, zusätzlich zu Maßnahmen zur Minimierung des Leidens, zur Überprüfung von Träumen und Erwartungen angesichts der Realität der Chronizität (Chesla, 2005).

Der Moment der größten Schwierigkeit für die Familie ist die Entdeckung, dass ihr Kind eine chronische Krankheit hat, und dieser Zustand wird mit einem Gefühl der mangelnden Kontrolle über die Realität, die sich präsentiert, erlebt (Damião, Angelo, 2001). Mangelndes Wissen über die Pathologie und Zweifel an der Pflege des Kindes tragen dazu bei, den Leidensdruck der Eltern zu erhöhen, und behindern den Prozess der Anpassung an den neuen Zustand (Damião, Angelo, 2001; De Paula, Nascimento, Rocha, 2008).

In der von Fisher (2001) durchgeführten Literaturübersicht zeigen die Familien von chronisch kranken Kindern und Jugendlichen soziale Isolation, Müdigkeit und ein starkes Gefühl der Ohnmacht und Schuld. Die chronische Krankheit beansprucht die Zeit und die Privatsphäre der Familie und weckt in den Betreuungspersonen die Angst vor dem Tod und ein Gefühl des Verlustes (Furtado, Lima, 2003).

Castro und Piccinini (2002) untersuchten die Auswirkungen chronischer organischer Erkrankungen in der Kindheit auf die Familienbeziehungen und kamen zu dem Schluss, dass chronische Erkrankungen als Stressoren angesehen werden können, die die normale Entwicklung des Kindes beeinträchtigen und auch die sozialen Beziehungen innerhalb des Familiensystems beeinflussen.

Den Autoren zufolge zeigen die ausgewerteten Studien, dass die Unterstützung durch die Familie und die Fähigkeiten der einzelnen Familienmitglieder wichtige Informationsquellen sind, die die Art und Weise, wie das Kind mit der Krankheit umgeht, beeinflussen. Die Autoren stellen auch fest, dass die Beziehung der Mutter zu ihrem Kind in der Regel von Ängsten und Ungewissheit über die Zukunft sowie von Schuldgefühlen und Leid aufgrund der chronischen Krankheit geprägt ist. Damit die Mütter diese Gefühle überwinden und eine optimale Bindung zu ihrem Kind aufbauen können, ist eine zufriedenstellende Beziehung zu ihrem Partner sowie emotionale und soziale Unterstützung wichtig.

Man kann sagen, dass eine chronische Krankheit einen Stressfaktor für die Familie darstellt, während die Fähigkeit des Kindes und Jugendlichen, sich an eine chronische Krankheit anzupassen, direkt mit dem Verhalten der Familie zusammenhängt (Almeida et al., 2006). Laut Marciano et al. (2010) ermöglicht die Einbeziehung der Betreuer ein besseres Management der Behandlung von Kindern und Jugendlichen mit chronischen Krankheiten. Die Autoren stellen fest, dass das psychosoziale Funktionieren von Kindern und Jugendlichen von der Familienstruktur und der Beteiligung an der Behandlung abhängt und dass die Funktionalität der Familie ein entscheidender Faktor für die Therapietreue ist.

Die Studie von Knafl und Zöller (2000), in der die Erfahrungen von Müttern und Vätern chronisch kranker Kinder verglichen wurden, zeigt, dass Mütter eher als Väter ein mangelndes Vertrauen in ihre Fähigkeit, mit der Krankheit umzugehen, zum Ausdruck bringen und ihr Leben als durch ein chronisch krankes Kind verändert wahrnehmen.

Das Konzept der Normalisierung wurde in verschiedenen Studien vorgestellt und wird als eine Strategie beschrieben, die von der Familie angewandt wird, um die Auswirkungen der chronischen Krankheit zu minimieren, mit dem Ziel, das Leben der Familie so normal wie möglich zu halten. Für einige Familien ist es jedoch sehr schwierig, den Umgang mit chronischen Krankheiten in ihren Alltag zu integrieren (Fisher, 2001, Knafl, Gillis, 2002).

In der Literaturübersicht wurden die Bedürfnisse von Eltern chronisch kranker Kinder anhand von drei Hauptthemen dargestellt: das Bedürfnis nach Wiedererlangung der Normalität, das Bedürfnis nach Informationen über den Zustand und die Behandlung ihres Kindes und das Bedürfnis, von den Angehörigen der Gesundheitsberufe als Partner bei der Betreuung des Kindes anerkannt zu werden (Fisher, 2001).

Um den besonderen Betreuungsanforderungen dieser Familien gerecht zu werden, sind neue Betreuungspraktiken des Gesundheitsteams erforderlich, bei denen die Familie im Mittelpunkt steht, um sie bei der Mobilisierung von Ressourcen zur Bewältigung und Anpassung zu unterstützen (Silva et al., 2010).

Laut Barbosa et al. (2012) zeigt die Literatur, dass Mütter als Hauptbetreuerinnen von Kindern mit chronischen Erkrankungen einer größeren Belastung ausgesetzt sind als andere Familienmitglieder. Nach Ansicht der Autoren müssen die Angehörigen der Gesundheitsberufe die subjektiven Dimensionen der Mutterschaft verstehen, um Pflegemaßnahmen zu planen, die die körperlichen, psychologischen und sozialen Probleme dieser Mütter minimieren.

1.2.2 Kinder, Jugendliche und ihre Familien angesichts des chronischen Nierenversagens und die Auswirkungen der Behandlung im Endstadium der Krankheit

Chronisches Nierenversagen (CRF) besteht aus einer Nierenschädigung und einem fortschreitenden, irreversiblen Nierenverlust (Romão Jr., 2004). Wenn die Nieren in ihrer Funktion beeinträchtigt sind, sammeln sich die Hauptbestandteile des Blutes (Salz, Wasser und Harnstoff) im Körper an (Kaplan, Meyers, 2004).

Ätiologie und Inzidenz der CRF variieren je nach Alter. Bei Kindern unter fünf Jahren sind die häufigsten Ursachen angeborene Fehlbildungen der Harnwege, vor allem obstruktive Uropathien, insbesondere neurogene Blase, vesikoureteraler Reflux und posteriore Harnröhrenklappe. In der Altersgruppe von fünf bis fünfzehn Jahren überwiegen erworbene und erbliche Nierenerkrankungen (Falci Júnior, Nahas, 2011; Basu et al., 2011).

In den Richtlinien der National Kidney Foundation wird die CRF je nach Höhe der glomerulären Filtrationsrate von der leichtesten bis zur schwersten Form als Stadium 1 bis 5 eingestuft (National Kidney Foundation, 2002; Daugirdas; Blake; Ing, 2010).

Die Behandlung von CRF erfordert therapeutische Maßnahmen wie eine konservative Behandlung mit Medikamenten und einer strengen Diät, um die Verschlechterung der Nierenfunktion zu verzögern, die Symptome zu verringern und Komplikationen im Zusammenhang mit CRF zu verhindern (Kirsztajn et al., 2011).

Wenn die glomeruläre Filtrationsrate unter $15ml/min/1{,}73m^2$ liegt, ist eine Dialyse oder Nierentransplantation für das Überleben des Patienten notwendig, da die konservative Behandlung nicht mehr ausreicht, um den Ernährungszustand auf einem zufrieden stellenden Niveau zu halten oder sogar die Verschlechterung der chronischen Komplikationen der Urämie zu kontrollieren (Canziani, Draibe, Nadaletto, 2002).

Die Endphase der CRF entspricht dem Bereich der Nierenfunktion, in dem die Nieren die Kontrolle über das innere Milieu verloren haben und der Patient stark symptomatisch ist (Romão Jr., 2004). Diese Phase kann auch als "Endstadium der Nierenerkrankung" bezeichnet werden (Kaplan, Meyers, 2004).

Laut der 2011 von der Brasilianischen Gesellschaft für Nephrologie durchgeführten Dialysezählung gibt es in Brasilien rund 92.314 Dialysepatienten in 643 Dialyseeinheiten. Der Zensus zeigt, dass 2010 Patienten in der Altersgruppe von 1 bis 12 Jahren und 577 Patienten in der Altersgruppe von 13 bis 18 Jahren sind.

Hamamoto, Brecheret und Andrade (2012) heben die verschiedenen Dialysebehandlungen hervor: Peritonealdialyse, konventionelle oder intermittierende Hämodialyse und kontinuierliche Nierenersatztherapien. Dialysebehandlungen bergen Risiken wie Infektionen, Zugangsschwierigkeiten und Hypervolämie, die mit der Dauer der Behandlung proportional zunehmen (Kaplan, Meyers, 2004).

Die Hämodialyse ist kein Heilverfahren und wird in der Regel etwa vier Stunden pro Tag durchgeführt, wobei sie dreimal pro Woche in spezialisierten Abteilungen durchgeführt werden muss (Velloso, 2001).

Bei der Hämodialyse kommt das Blut aus einem Gefäßzugang (Venenkatheter, arteriovenöse Fistel oder Prothese) und wird in ein extrakorporales Kreislaufsystem gepumpt, in dem sich ein Filter (Dialysator) befindet. Nach dem Passieren des Filters kommt das Blut über eine künstliche semipermeable Membran mit der Dialysierflüssigkeit (Dialysebad) in Kontakt, durch die Wasser und gelöste Stoffe freigesetzt werden und gefiltert in den Körper des Patienten zurückkehren (Canziani, Draibe, Nadaletto, 2002).

In Bezug auf die emotionalen Aspekte von Patienten, die sich einer Hämodialysebehandlung unterziehen, zeigen die in einer Literaturübersicht gefundenen Daten, dass erwachsene Patienten emotional dekompensiert sind und eine Reihe von Einschränkungen haben, die ihre Routine verändern und ihr familiäres Umfeld beeinträchtigen (Pascoal et al., 2009).

Velloso (2001) führte eine Studie mit erwachsenen chronischen Nierenpatienten durch, bei der eine unklare und widersprüchliche Beziehung zur Hämodialysemaschine festgestellt wurde, die zu Spannungen, Ängsten und Unwohlsein führte. Trotz der hohen Prävalenz von Depressionen bei erwachsenen Hämodialysepatienten gibt es eine große Unterdiagnose, da psychosoziale Indikatoren nur unzureichend in die Beurteilung des Patienten einbezogen werden (Kimmel, 2000; Almeida, 2003).

Kinder und Jugendliche mit CRF zeigen in der Regel ein sehr negatives Selbstbild, schlechtere schulische Leistungen, Schwierigkeiten in der zwischenmenschlichen Interaktion, Wut, Impulsivität, Regression, Unsicherheit, Angst, Minderwertigkeitsgefühle im Vergleich zu Gleichaltrigen und Schwierigkeiten bei der Einhaltung von Wasser- und Diätdiäten (Diniz, Romano, Canziani, 2006; Marciano et al., 2010).

Die Prävalenz psychiatrischer Störungen bei Kindern und Jugendlichen mit CRF ist sehr unterschiedlich. In den meisten der veröffentlichten Studien war sie jedoch höher als in der gesunden Bevölkerung. Eine Überprüfung von Studien, die zwischen 1980 und 2009 veröffentlicht wurden, ergab, dass Kinder und Jugendliche, die sich einer Dialysebehandlung unterziehen, im Vergleich zu konservativ behandelten Kindern und Transplantationspatienten einen schlechteren emotionalen Zustand, eine geringere Lebensqualität und schlechtere schulische Leistungen aufweisen (Marciano et al., 2010).

In einer Studie, in der die sozialen Darstellungen von Jugendlichen mit CRF über ihren Krankheitsprozess untersucht wurden, stellten Ramos, Queiroz und Jorge (2008) eine grundlegende Rolle für die Familie fest, da die familiäre Betreuung und Unterstützung es ermöglichte, Schwierigkeiten durch emotionale Stärkung und Schutz zu überwinden.

Vieira, Dupas und Ferreira (2009) führten eine Studie durch, die darauf abzielte, die Bedeutung zu verstehen, die Kinder CRF zuschreiben, und die Ergebnisse zeigten, dass Kinder wahrnehmen, dass ihr Leben durch erhebliche Veränderungen in ihrem Tagesablauf und ihrer

Familiendynamik eingeschränkter geworden ist. Den Autoren zufolge stellen die Kinder fest, dass ihre Eltern ihre Träume und Wünsche aufgegeben haben, um sich um sie zu kümmern, was die Freizeitaktivitäten der Familie einschränkt und zu sozialer Isolation führt. Die Autoren fügen hinzu, dass diese Isolation das Kind empfindlicher und anfälliger für emotionale Störungen macht. Auch in dieser Studie gaben einige Kinder an, dass sie die Hämodialyse der Peritonealdialyse vorziehen, da sie während des Verfahrens essen können und sich auf die ständige Anwesenheit des Teams verlassen können. Kinder, die eine Hämodialyse erhalten, möchten, dass ihre Familie während der gesamten Behandlung anwesend ist (Ensari, 2008).

Neves und Cabral (2008) stellen fest, dass Kinder und Jugendliche mit Peritonealdialyse oder Hämodialyse in der brasilianischen Literatur als Personen mit besonderen Gesundheitsbedürfnissen dargestellt werden, da sie technologieabhängig sind, was höhere Anforderungen an die Pflege in Bezug auf Beständigkeit, Wachsamkeit und Intensität stellt.

Den Autoren zufolge übernehmen Frauen die Rolle der primären Betreuerinnen von technologisch abhängigen Kindern und widmen sich ganz der Betreuung dieser Kinder. Weibliche Betreuerinnen leben in einem Kreis der Unterdrückung, der aus der soziokulturellen Matrix der Betreuung und ihren Hinterlassenschaften besteht, die sie dazu bringen, die Rolle der selbstlosen, engagierten Betreuerin und guten Mutter um der Betreuung ihres Kindes willen zu übernehmen. Dieser Zustand führt zu sozialer Isolation, Leid und Stress, was sich negativ auf ihr Wohlbefinden auswirkt.

Abrahão et al. (2010) weisen darauf hin, dass Mütter, die Kinder mit CRF betreuen, aufgrund des gesellschaftlichen Bildes und des daraus resultierenden idealisierten Selbstbildes der Mutterrolle, das starke Schuldgefühle hervorruft, dazu neigen können, negative Wahrnehmungen und Gefühle in Bezug auf die Betreuung ihrer kranken Kinder zu leugnen.

Tong et al. (2010) führten eine qualitative Studie durch, in der sie die Perspektive der Eltern auf die Betreuung von Kindern mit CRF untersuchten, und die Ergebnisse deuten darauf hin, dass die Erfahrungen durchweg als zutiefst negativ beschrieben wurden. Den Autoren zufolge sind die Eltern über die komplexen medizinischen Eingriffe und deren Folgen für ihre Kinder verunsichert und benötigen Informationen über die Krankheit und die Behandlung. In der Studie wird auch darauf hingewiesen, dass sich die Eltern durch die Notwendigkeit, Medikamente zu verabreichen, für eine angemessene Ernährung zu sorgen und ständige Klinikbesuche zu absolvieren, überfordert fühlen und ein emotionales Chaos und stressige Beziehungen erleben. Trotz dieser Schwierigkeiten bemühen sie sich jedoch, den ihnen auferlegten Betreuungsbedarf zu erfüllen.

In einer Übersicht über qualitative Studien über die Erfahrungen von Familien mit einem Kind mit CRF kamen Tong et al. (2008) zu dem Schluss, dass die Behandlung die Familiendynamik stark beeinträchtigt und häufig zu Konflikten und Störungen im Eheleben führt. Darüber hinaus ist die

Familie aufgrund der Anforderungen, die die Betreuung des Kindes mit sich bringt, ständig erschöpft und verliert an persönlicher Freiheit.

Wiedebusch et al. (2010) führten eine Studie mit Vätern und Müttern von Kindern mit CRF durch und die Ergebnisse zeigen, dass Mütter größeren psychischen Stress und eine geringere Lebensqualität haben als Väter. Die Autoren wiesen darauf hin, dass Mütter häufiger als Väter über Bewältigungsstrategien (Problemlösung, Ausdruck von Emotionen) berichteten, da sie angesichts der Krankheit des Kindes, der Suche nach sozialer Unterstützung und Selbstakzeptanz eine größere emotionale Anspannung erleben. Sowohl Väter als auch Mütter erleben bei einer Dialysebehandlung ihres Kindes im Vergleich zu anderen Behandlungen eine größere psychische Belastung, eine geringere Lebensqualität und gehen depressiver mit der Situation um, was als Reaktion auf einen herausfordernden Pflegealltag interpretiert werden kann.

Greenbaum und Schaefer (1999) weisen darauf hin, dass die Familien von Kindern oder Jugendlichen mit CRF, die sich einer Peritonealdialyse- oder Hämodialysebehandlung unterziehen, mit dem Schock der Irreversibilität der Krankheit, der drohenden Lebensgefahr und dem drastischen Eingriff in ihr tägliches Leben konfrontiert sind.

Kinder, Jugendliche und Erwachsene, die sich einer Hämodialysebehandlung unterziehen, und ihre Familien sehen jedoch in der Nierentransplantation die einzige Möglichkeit, zu einem normalen Leben zurückzukehren (Setz, Pereira, Naganuma 2005; Flores, Thomé, 2004; Castro, Piccinini, 2002).

Die Transplantation ist eine Nierenersatztherapie und ist nur für Menschen mit irreversiblen und schweren Nierenschäden angezeigt (Kaplan, Meyers, 2004). Das Nationale Transplantationssystem (SNT) koordiniert und reguliert das Transplantationsprogramm des Vereinigten Gesundheitssystems. Seit seiner Einrichtung im Jahr 1997 ist die Zahl der Nierentransplantationen von 920 im Jahr 1988 auf 4.630 im Jahr 2010 gestiegen. Das SNT schreibt vor, dass die Dialyseeinheiten innerhalb von 90 Tagen nach Beginn der Dialysebehandlung dem geeigneten Patienten oder seinem gesetzlichen Vertreter die Möglichkeit bieten müssen, sich in ein Nierentransplantationsteam einzuschreiben (Medina-Pestana et al., 2011).

Die Verordnung Nr. 2600 des Gesundheitsministeriums vom 21. Oktober 2009 legt fest, dass Kinder und Jugendliche in der Transplantationswarteschlange Vorrang haben, um Organe von Spendern unter 18 Jahren zu erhalten. Garcia (2011) weist darauf hin, dass in Brasilien jährlich etwa 300 pädiatrische Nierentransplantationen durchgeführt werden, was im Durchschnitt 6,5 % aller Transplantationspatienten im Land entspricht. Der Autor fügt hinzu, dass in der Stadt São Paulo die Wartezeit auf eine Niere weniger als sechs Monate beträgt und die Überlebensraten von Transplantaten und Empfängern mit internationalen Rekorden vergleichbar sind. Für Falci Júnior und Nahas (2011) ist die Transplantation die beste therapeutische Alternative für Kinder und Jugendliche mit Nierenversagen im Endstadium, da Dialyseverfahren Risiken bergen, die mit der Dauer der Behandlung proportional zunehmen.

Die Zeit des Wartens auf eine Transplantation wird als kritische Phase angesehen, die durch die Unsicherheiten der Familie über das Verfahren und die Prognose bestimmt wird. In dieser Phase ist die Familie in Alarmbereitschaft, um sicherzustellen, dass das Kind in der Lage ist, das Organ zu erhalten, wenn es gebraucht wird (Mendes, Bousso, 2009).

Mütter sehen die Nierentransplantation entweder als eine vielversprechende Möglichkeit zur Verbesserung der Lebensqualität ihrer Kinder oder als eine therapeutische Möglichkeit, die zu extremen Ängsten vor der nahen und fernen Zukunft führt, die sie einleiten könnte. Es gibt Zeiten, in denen Angst und Besorgnis über die Risiken der Transplantation die Erwartungen der Mütter über die Erfolgsaussichten der Operation zu übertreffen scheinen (Rossi, 2006).

Die Transplantation verringert nicht unbedingt die Anforderungen an die Pflege, sondern eher die Art der Sorgen und Schwierigkeiten, mit denen die Familie konfrontiert ist. Eltern haben zum Beispiel Zweifel, wie sie das Thema Transplantation am besten mit ihrem Kind besprechen können (Tong et al., 2010). Sie fürchten den für die Transplantation erforderlichen chirurgischen Eingriff, den Verlust des Nierentransplantats und mögliche Komplikationen (Flores, Thomé, 2004; Tong et al., 2008).

Simons, Ingerski und Janicke (2007) führten eine Studie mit Eltern von Kindern vor der Transplantation durch und stellten fest, dass 21 % der Eltern über klinisch signifikante Belastungen berichteten. Nach Ansicht der Autoren sollten Angehörige der Gesundheitsberufe bei der Entwicklung von Bewältigungsstrategien helfen, um die psychische Belastung der Eltern von Patienten vor der Transplantation zu verringern.

Marciano et al. (2010) sind der Ansicht, dass die emotionale Gesundheit von pädiatrischen Patienten mit CRF und ihren Betreuern ein entscheidender Faktor für den Verlauf, die Prognose und den Therapieerfolg ist. Die Adhärenz kann durch eine angemessene multidisziplinäre Unterstützung der Familie positiv beeinflusst werden, die nicht nur in technischer und klinischer Hinsicht vorbereitet sein muss, sondern auch über die menschliche Perspektive des Leidens aufgeklärt werden muss.

Das Gesundheitspersonal muss den Zustand der Pflegepersonen verstehen, die sich schuldig, machtlos und müde fühlen, und Interventionen planen, die ihnen helfen, mit den Schwierigkeiten in allen Phasen der CRF des Kindes fertig zu werden (Tong et al., 2010; Schulz, Sherwood, 2008).

Neves und Cabral (2008) weisen darauf hin, wie wichtig es ist, Pflege- und Unterstützungsprogramme durch Fachkräfte des Gesundheitswesens zu entwickeln, die pflegende Frauen stärken und aufhören, die vorherrschende Ideologie zu reproduzieren, die die Rolle der guten Mutter stärkt und den Rest der Familie von der Pflege des Kindes ausschließt, indem sie der "Mutter-Frau-Pflegekraft" die Schuld gibt. Mütter könnten von Selbsthilfegruppen profitieren, um ihr Gefühl der Isolation zu verringern und Bewältigungskompetenzen zu erlernen, die von anderen pflegenden Angehörigen genutzt werden, die die gleichen Erfahrungen machen (Tong et al., 2008).

Castro und Piccinni (2002) betonen, dass die Schwierigkeiten, die in der Mutter-Kind-Beziehung entstehen, durch die Einbeziehung eines Gesundheitsteams, das für die Situation sensibel ist, verringert werden können. Rossi (2006) stellt fest, dass es für eine umfassende Betreuung, die die verschiedenen Dimensionen der Kinderkrankheit umfasst, unerlässlich ist, die Erfahrungen derjenigen zu verstehen, die die Kinder während der Behandlung begleiten, da sie es sind, die mit den Kindern in ihrem täglichen Leben zusammenleben, ihnen die notwendige Betreuung bieten und ihnen helfen, mit ihrem Zustand fertig zu werden.

Ein Überblick über die einschlägige Literatur verdeutlicht die wichtige Rolle, die Familienmitglieder, insbesondere Mütter, bei chronisch kranken Kindern spielen, sowie die Auswirkungen einer chronischen Niereninsuffizienz im familiären Kontext.

Obwohl die Erfahrungen von Familien mit einem Kind mit chronischem Nierenversagen in der Literatur sowohl auf nationaler als auch auf internationaler Ebene dokumentiert wurden, haben sich nur wenige Studien speziell mit den Gefühlen und Bedürfnissen von Familien mit Kindern und Jugendlichen befasst, die sich einer Hämodialysebehandlung unterziehen, wobei der Schwerpunkt auf den Erfahrungen der Mütter lag.

Diese Untersuchung soll einen Zugang zur Subjektivität von Müttern von Kindern und Jugendlichen ermöglichen, die sich einer Hämodialysebehandlung unterziehen, und aufzeigen, wie sie die Situation erleben, ihre Kinder zur Hämodialyse zu begleiten.

Die Forschung zielt darauf ab, die Erfahrungen dieser Mütter zu verstehen und theoretische Unterstützung für die Planung einer Betreuung zu liefern, die ihren tatsächlichen Bedürfnissen entspricht, und Aspekte zu identifizieren, die ein Eingreifen erfordern.

1.3 FESTLEGUNG DER ZIELE DER STUDIE

Das allgemeine Ziel dieser Studie ist es, zu verstehen, wie Mütter von Kindern und Jugendlichen mit chronischem Nierenversagen die Erfahrung der Begleitung ihres Kindes zu Hämodialysesitzungen in einer Kinder-Hämodialyse-Einheit wahrnehmen.

Die spezifischen Ziele der Studie sind:

- Ermittlung der Interaktionen, die bei der Begleitung eines Kindes zu Hämodialysesitzungen in einer Kinder-Hämodialyse-Einheit auftreten;

- Erstellung eines theoretischen Modells, das die psychosozialen Prozesse der mütterlichen

Erfahrung in einer Kinder-Hämodialyse-Einheit identifiziert.

KAPITEL 2

THEORETISCHER UND METHODISCHER RAHMEN

2.1 THEORETISCHER RAHMEN: SYMBOLISCHER INTERAKTIONISMUS

Der Begriff "Symbolischer Interaktionismus" wurde aus den Arbeiten von George Herbert Mead und Herbert Blumer entwickelt. Die Wahl des theoretischen Rahmens des Symbolischen Interaktionismus (SI) hängt mit der Möglichkeit zusammen, ein bestimmtes Ereignis zu verstehen. Für Blumer (1969) sind Ereignisse Situationen, die sich aus der Interaktion zwischen Individuen ergeben, und durch die Beziehungen, die sie während der sozialen Interaktion herstellen, schreiben die Individuen dem Ereignis eine Bedeutung zu.

Die IS-Perspektive zielt darauf ab, die Ursachen menschlichen Handelns und die Art und Weise, wie Individuen in Bezug auf ihre Definitionen und Überzeugungen handeln, zu verstehen. Sie konzentriert sich auf die Art der Interaktionen, die Dynamik der sozialen Aktivitäten zwischen den Menschen, die Bedeutung der Ereignisse für die Menschen in der Welt, in der sie leben, die natürlichen Umgebungen ihres täglichen Lebens und die Handlungen, die sie ausführen (Charon, 2007).

Der Mensch muss also als Akteur und Teilnehmer an seinen eigenen Erfahrungen betrachtet werden. Man kann nicht versuchen zu verstehen, wie Phänomene von einem rein beschreibenden Standpunkt aus entstehen. Man muss sich vor Augen halten, dass der Mensch in einer ständigen Beziehung zu dem steht, was geschieht, oder zu dem, womit er lebt.

In diesem Zusammenhang ist es wichtig zu bedenken, dass menschliche Gruppen aufgrund ihrer kontinuierlichen Handlungen existieren, um sich als kollektive Wesen zu erhalten. Wenn man sie also untersucht, muss man sie von ihren Handlungen her betrachten (Blumer, 1969).

IS gilt als Interpretationswissenschaft, eine psychologische und soziale Theorie, die darauf abzielt, den Prozess der Schaffung und Zuschreibung von Bedeutung, den der Mensch der Realität, in der er lebt, gibt, darzustellen und zu verstehen. Die Wahl dieses theoretischen Rahmens ermöglicht es, die Interaktionen zwischen den Parteien zu erforschen, aber immer aus einem sozialen Blickwinkel heraus. Für Charon (2007) muss der Forscher seine Aufmerksamkeit auf die alltägliche Realität lenken, in der die Situationen erlebt werden.

Nach Blumer (1969) beruht der IS auf drei grundlegenden Prämissen. Die erste geht davon aus, dass Menschen entsprechend **der Bedeutung** handeln**, die "Dinge"** für sie **haben**; dazu gehören physische Objekte, Menschen, mit denen sie zusammenleben oder zu denen sie in Beziehung stehen, Positionen, die Individuen in einem bestimmten Kontext einnehmen, Aktivitäten, Institutionen, kurz gesagt, alles und jeder, der mit ihnen in Beziehung steht oder der ihre Position oder Reaktion verlangt.

Jeder Mensch gibt **diesen "Dingen" eine eigene Bedeutung.**

Die zweite Prämisse lautet, dass sich Bedeutungen aus der sozialen Interaktion oder dem Zusammenleben von Menschen ergeben. Die Bedeutung ist also größer, als sie erkannt wird, und ergibt sich aus der Interaktion zwischen Menschen. Nach Blumer (1969) interpretiert IS Bedeutungen als soziale Produkte, die aus den Interaktionen der Menschen bei ihren Aktivitäten entstehen.

Die dritte Prämisse besagt, dass Bedeutungen auf dem Kontext beruhen und durch einen Interpretationsprozess verändert werden, den Menschen bei der Auseinandersetzung mit dem, was ihnen im Leben begegnet und worauf sie sich beziehen, anwenden.

Um die Ideen des Symbolischen Interaktionismus besser verstehen zu können, ist es notwendig, die Begriffe zu klären, die im Folgenden vorgestellt werden:

Symbol

Aus der IS-Perspektive ist das Symbol das zentrale Konzept, denn ohne es können die Menschen nicht miteinander interagieren. Durch Symbole sozialisieren sich die Menschen, teilen ihre Kultur und verstehen ihre soziale Rolle. Symbole werden zum Denken, zur Kommunikation und zur Darstellung verwendet. Ein Symbol ist nur dann symbolisch, wenn es eine Bedeutung, eine Intentionalität ausdrückt (Blumer, 1969).

Symbole als soziale Objekte werden in der sozialen Interaktion definiert und als signifikant und bedeutungsvoll charakterisiert, d.h. sie beinhalten ein Verständnis sowohl für die Akteure als auch für die Individuen, an die die Handlungen gerichtet sind (Charon, 2007).

Menschliche Interaktion wird durch den Gebrauch von Symbolen, durch Interpretation oder durch die Bestimmung von Bedeutungen für die Handlungen anderer vermittelt (Blumer, 1969).

Selbst

IS geht davon aus, dass der Mensch ein Selbst hat: So wie der Einzelne im Verhältnis zu anderen Individuen individuell handelt, interagiert er sozial mit sich selbst.

Wie alle anderen sozialen Objekte wird auch das Selbst in der Interaktion definiert und neu definiert. Wie der Einzelne sich selbst sieht, wie er sich definiert und wie er sich selbst beurteilt, hängt in hohem Maße von den sozialen Interaktionen ab, die er im Laufe seines Lebens erlebt. Die Tatsache, es zu besitzen, macht den Menschen zu einer besonderen Art von Akteur, verwandelt seine Beziehung zur Welt und verleiht seinen Handlungen einen einzigartigen Charakter (Blumer, 1969).

Charon (2007) erklärt, dass das Selbst zwei Gesichter hat: das "Ich" und das "Mich". Das "Ich" ist das Individuum als Subjekt, das nicht den **gesellschaftlich festgelegten** Regeln unterliegt. **Das "Ich" sind organisierte Einstellungen, die das Ergebnis der** Verinnerlichung durch die Gesellschaft sind und die Person als Objekt konstituieren. **Das "Ich" ist das soziale Selbst, das**

Objekt, das aus der Interaktion hervorgeht. Auf diese Weise treibt das "Ich" das Individuum an und das "Mich" stellt die Inkorporation des Anderen in das Individuum dar. Jede Handlung beginnt mit dem "Ich"; das "Ich" lenkt die Handlung.

Geist

Der Verstand wird nach Charon (2007) als kontinuierliche symbolische Handlung definiert und richtet die Symbole auf das Selbst aus. Der Geist ist auch sozial, sowohl in seinem Ursprung als auch in seiner Funktion, denn er entsteht aus dem sozialen Prozess der Kommunikation (Haguette, 1990)

Mit Hilfe der geistigen Aktivität macht der Einzelne Angaben für sich selbst, ordnet Bedeutungen zu und gibt den Dingen in Bezug auf die jeweilige Situation einen Sinn. Somit ist die Handlung eine Reaktion, die sich aus der Interpretation des Individuums ergibt, und nicht eine reflexartige Reaktion auf das Objekt.

In die Rolle des Anderen schlüpfen

Über den Verstand macht sich der Einzelne ein Bild davon, wie die Perspektive des anderen funktioniert, und über den Verstand versteht er die Bedeutung der Worte und Handlungen anderer. Die Rolle des Anderen zu übernehmen bedeutet, sich symbolisch in den Anderen hineinzuversetzen und dessen Bedeutung zu teilen (Charon, 2007).

Auf diese Weise wird dieser Begriff als Voraussetzung für Kommunikation und symbolische Interaktion betrachtet.

Menschliches Handeln

Die Fähigkeit des Menschen, sich selbst Hinweise zu geben, ist ein Merkmal des menschlichen Handelns: Es bedeutet, dass der Einzelne mit der Welt konfrontiert ist, die er interpretieren muss, um zu handeln. Es muss sich mit der Situation, in der es handeln soll, auseinandersetzen, die Bedeutung der Handlungen anderer Menschen erforschen und im Lichte der Interpretation seine eigene Handlungsweise festlegen. Durch den Prozess der Selbstinteraktion manipuliert das Individuum seine Welt und konstruiert sein Handeln (Blumer, 1969).

Menschliches Handeln sagt viel über das Individuum aus, das es ausführt, da es ein symbolisch konstruierter Prozess ist. Die Interaktion mit sich selbst und mit anderen führt dazu, dass das Individuum Entscheidungen trifft, die den Verlauf der Handlung bestimmen.

Soziale Interaktion

Der Einzelne ist ein sozialer Akteur: Er berücksichtigt andere, wenn er handelt, und andere haben Einfluss auf sein Handeln. Wenn soziales Handeln auf Gegenseitigkeit beruht, sind sie an sozialer Interaktion beteiligt. Soziale Interaktion ist symbolisch, wenn wir absichtlich kommunizieren, wenn wir handeln, und andere interpretieren, was wir tun (Charon, 2007).

Wenn soziale Interaktion symbolisch ist, sind wir mit der Bedeutung von IS konfrontiert: die Untersuchung von Menschen, die symbolisch miteinander und mit sich selbst interagieren und im Prozess dieser symbolischen Interaktion Entscheidungen treffen und ihre Handlungsabläufe steuern. Zu sagen, dass Interaktion symbolisch ist, bedeutet, dass die Handlungen einer Person eine Bedeutung für sie selbst und für diejenigen haben, die die Handlungen empfangen (Blumer, 1969).

Wenn Menschen miteinander in Beziehung treten, müssen sie berücksichtigen, was jeder Einzelne tut oder was jeder Einzelne zu einem bestimmten Zeitpunkt als wesentlich ansieht. Die Aktivitäten der Gruppenmitglieder sind Faktoren für die Gestaltung, Bewältigung, Veränderung der Intensität oder Ersetzung der Art und Weise, wie sie ihre eigenen Pläne durchführen.

Dennoch müssen die Pläne und die Art und Weise, wie die Aktionen durchgeführt werden, ständig angepasst werden, je nachdem, wie die Beziehung zur Gruppe ist und was sie für sich selbst als vorteilhaft erachten. Auf der Suche nach Anpassungen kann jeder Mensch seine Teilnahme an der Gruppe aussetzen oder ändern, handeln oder sogar die Gruppe verlassen. Durch die Interaktion zwischen den Gruppenmitgliedern entsteht eine ständige Dynamik der Bewegung und Beteiligung.

Charon (2007) argumentiert, dass der Mensch als soziales Wesen verstanden werden muss. Dazu müssen wir uns mit den Gründen befassen, die sie dazu bringen, sozial zu interagieren, und mit der Frage, wie sie definieren, was sie tun oder welche Handlung sie wählen.

Das Individuum und damit die Gesellschaft sind das Ergebnis von Interaktionen. Der Autor betont, dass der Mensch als ein denkendes Wesen verstanden werden muss, und diese Eigenschaft lässt sich erkennen, wenn wir sehen, dass der Mensch nicht nur als Reaktion auf die Ergebnisse der Interaktion mit anderen Menschen, sondern auch der Interaktion mit sich selbst handelt.

Für den Menschen ist es nicht wesentlich, die Umwelt zu definieren, zu der er gehört, sondern die Situation zu verstehen, in der er lebt. Die Umwelt existiert, sie ist Teil des Zusammenlebens, aber sie haben nicht das Bedürfnis, eine eigene Definition dafür zu schaffen. Menschliches Handeln ist das Ergebnis dessen, was dem Menschen in der Situation, in der er sich zu einem bestimmten Zeitpunkt befindet, widerfährt, und der sozialen Interaktion, die er in dieser Erfahrung herstellt. Der Mensch wird als aktiv in seiner Beziehung zu seiner Umwelt beschrieben.

Für Charon (2007) muss man bei der Entwicklung von Feldstudien die Natur der menschlichen Gesellschaft oder des Lebens berücksichtigen, da menschliche Gruppen Handlungen ausführen. Das menschliche Leben besteht aus einer Reihe von Handlungen, die sich aus dem Zusammenleben einer Person mit anderen ergeben und dadurch gekennzeichnet sind, wie man mit Ereignissen umgeht und welche Mechanismen zur Bewältigung eingesetzt werden.

Auf der Grundlage der Konzepte des Symbolischen Interaktionismus sollen die Bedeutungen verstanden werden, die Mütter ihren Erfahrungen mit der Begleitung ihres Kindes mit Nierenversagen im Endstadium in einer Kinder-Hämodialyse-Einheit zuschreiben, und wie sich diese Bedeutungen aus den Interaktionen der am Prozess beteiligten Elemente ergeben und ihre Handlungsweise bestimmen.

2.2 METHODISCHER RAHMEN: THEORIE AUF DER GRUNDLAGE VON DATEN

In Anbetracht der Einzigartigkeit der Erfahrungen der Mütter ist die Anwendung einer qualitativen Untersuchungsmethode unerlässlich, um den vollen Reichtum und die Komplexität der Erfahrungen zu gewährleisten.

Mit Hilfe eines qualitativen Ansatzes wird es möglich sein, die Ereignisse aus der Sicht der Mütter und die Bedeutungen, die sie ihren Erfahrungen beimessen, zu untersuchen.

Nach Strauss und Corbin (1990) ermöglicht die qualitative Methodik dem Forscher, sich in die Erfahrungen der Teilnehmer hineinzuversetzen, um festzustellen, wie Bedeutungen gebildet werden. Diesen Autoren zufolge ist die Analyse in der qualitativen Forschung die Handlung, die den Daten Bedeutung verleiht.

Die Forschungsfrage in der qualitativen Methodik ermöglicht es dem Forscher, die Daten aus einer bestimmten Perspektive zu untersuchen, d. h. sie gibt ihm die Möglichkeit zu wählen, wie die Daten gesammelt und analysiert werden sollen, um den Anforderungen der Untersuchung gerecht zu werden. Die Forschungsfrage ist im Allgemeinen ergebnisoffen und wird im Laufe ihrer Entwicklung und als Ergebnis der Beschäftigung mit den Daten, die das Problem umgeben, fokussiert.

Eine der grundlegenden praktischen Überlegungen zur qualitativen Methodik, die Strauss und Corbin (1990) anstellen, ist der Einsatz von Sensibilität auf Seiten des Forschers. Obwohl betont wird, dass die Forscher die qualitative Forschung ohne vorgefasste Ideen oder Hypothesen beginnen sollten, sind die Autoren besorgt und verstehen, dass es eine gewisse Schwierigkeit gibt, dies zu garantieren. Sie fragen sich, inwieweit Vorerfahrungen oder Vorwissen tatsächlich nachteilig sein können oder ob Vorerfahrungen die Entwicklung der Forschung erleichtern könnten. Auf diese Frage versichern sie, dass die Antwort darin bestünde, ein Gleichgewicht zwischen dem, was bereits bekannt ist, und neuen Forschungsergebnissen herzustellen.

Die Methode der Grounded Theory wurde 1967 von Barney Glaser und Anselm Strauss entwickelt und zielt darauf ab, auf der Grundlage der gesammelten Daten eine Theorie über das untersuchte Phänomen zu entwickeln.

Der Begriff "Grounded Theory" bezieht sich auf die Entdeckung der Theorie aus systematisch gewonnenen und analysierten Daten, indem diese ständig verglichen werden, indem von der Sammlung zur Analyse und von der Analyse zur Sammlung hin und her gegangen wird (Glaser, Strauss, 1967).

Die Erkenntnistheorie der Methode hat nach Strauss und Corbin (1990) ihren Ursprung in zwei Entwicklungsphasen, die die Chicagoer Tradition des Symbolischen Interaktionismus (Chicago School of Sociology und Symbolic Interactionism) und die von John Dewey und George Mead übernommene Philosophie des Pragmatismus einbeziehen.

Nach Burden und Roodt (2007) gibt es verschiedene Schulen zur Untersuchung und Anwendung der PDT. Für sie wurde die Methodik aus zwei Perspektiven entwickelt, die als eher traditionell gelten. Auf der einen Seite steht die von Glaser (1978) entwickelte Perspektive, die den interpretativen, kontextuellen und emergenten Charakter der Theorie unterstreicht, und auf der anderen Seite Strauss, der die komplexe und systematische Technik der Kodierung betont. Strauss und Corbin (ab 1990) bezeichnen den Kodierungsprozess als offen, axial und selektiv, der auf vergleichende Weise angewendet wird.

Ab den 1990er Jahren wurden neue Wege zur Entwicklung der Methodik vorgestellt, die als die konstruktivistischen Merkmale der PDT bekannt sind**.** Dazu gehören die Version von Kathy Charmaz (2009) und die eher objektivistische Version von Antony Bryant (2002). **Bryant** erörtert **in** *"ReUrounding drocndeU theouy"* eine neue Art der Datenanalyse. Im Jahr 2010 **veröffentlichten** Bryant und Charmaz **das Buch "***Handbook of grounded theory".*

Nach Gibbs (2010) gibt es inzwischen mindestens drei Versionen der TFD. Die erste Version, die in den 1970er Jahren von Glaser entwickelt wurde, geht davon aus, dass die Theorie aus den Daten hervorgehen sollte, ohne dass sie **durch die "Kraft" des Forschers geformt wird. Die zweite** Version bezieht sich auf die präskriptive Theorie und wurde in den 1980er Jahren auf der Grundlage der Kategorien von Srauss und Corbin entwickelt. In den 1990er Jahren vertrat die konstruktivistische Version von Charmaz die Auffassung, dass Kategorien und Theorie vom Forscher konstruiert werden.

Nach Bryant und Charmaz (2010) ist die PDT ein systematischer, induktiver und vergleichender Ansatz für die Durchführung von Untersuchungen mit dem Ziel, eine Theorie zu entwickeln. Es ist notwendig, dass der Forscher eine intensive und konstante Interaktion mit den Daten herstellt, während er gleichzeitig die Analyse durchführt.

TFD ist eine Methode der Sozialforschung, die darauf abzielt, Theorien über soziale Phänomene zu entwickeln, die so nah wie möglich an den Daten und so weit wie möglich von den Vorurteilen des Forschers entfernt sind (Glaser, 1978).

"Die Konstruktion einer eigenen Theorie aus den gesammelten Daten erfordert, dass der Forscher den Prozess ohne oder vielleicht mit einer *bestimmten Anzahl von zu entdeckenden Hypothesen* beginnt.*"* (Glaser, Strauss, 1967, S. 2). Der Forscher sollte so sensibel

wie möglich mit den Daten umgehen, ohne sie durch seine eigenen Hypothesen zu filtern (Glaser, 1978). Für Strauss und Corbin (1990) muss die Theorie aus den Daten, die der Forscher sammelt, entwickelt werden.

Der Prozess der Datenerhebung erfordert, dass der Forscher die Daten gleichzeitig erhebt, kodiert und analysiert, so dass entschieden werden kann, welche Art von Daten als Nächstes erhoben werden soll und wo sie zu finden sind. Die Daten werden mit der Methode des ständigen Vergleichs analysiert, so dass sich Kategorien und Unterkategorien herausbilden, bis eine erklärende Theorie der untersuchten Erfahrung auftaucht (Glaser, Strauss, 1967).

Der Forscher ist in der Lage, in die Welt und die Erfahrungen der Teilnehmer einzutreten und herauszufinden, was geschieht oder was sie erleben. Indem er in der Welt der Teilnehmer lebt, ist der Forscher in der Lage, neues Wissen über die Merkmale und Eigenschaften des untersuchten Phänomens zu entwickeln (Strauss, Corbin, 1990).

KAPITEL 3

METHODISCHE VERFAHREN

3.1 STUDIENSTELLE

Die Daten wurden in der Kinder-Hämodialyse-Einheit des Darcy Vargas Kinderkrankenhauses (HIDV) erhoben. Diese Abteilung führt Hämodialysebehandlungen für Kinder und Jugendliche durch und verfügt über ein multidisziplinäres Team aus Ärzten, Krankenschwestern, Ergotherapeuten, Sozialarbeitern, Psychologen, Sprachtherapeuten und Ernährungsberatern.

Der Dienst wurde am 3. August 2009 eingeweiht und ist eine Referenz für die Stadt São Paulo und die umliegenden Gemeinden. Die Kinder-Hämodialyse-Einheit des HIDV nimmt ständig Kinder und Jugendliche im Alter von 0 bis 18 Jahren und Überweisungen für Nierentransplantationen auf, so dass unabhängig von Geschlecht und Altersgruppe rotierende Gruppen gebildet werden.

Der Hämodialyseraum verfügt über vier Hämodialysegeräte mit einer Kapazität für sechzehn Kinder und Jugendliche. Die Hämodialyse-Sitzungen finden in vier Schichten statt: Montag, Mittwoch und Freitag vormittags und nachmittags sowie Dienstag, Donnerstag und Samstag zu denselben Zeiten. In der Kinder-Hämodialyse-Abteilung des HIDV ist die Begleitung des Kindes oder Jugendlichen während der Hämodialyse-Behandlung obligatorisch.

Aus der Datenbank der Abteilung geht hervor, dass seit ihrer Eröffnung im Januar 2013 acht Teenager und sieben Kinder transplantiert wurden, von denen vierzehn Nieren von verstorbenen Spendern und eine von einem Lebendspender erhielten. Die durchschnittliche Wartezeit für eine Transplantation nach Beginn einer Hämodialysebehandlung beträgt 13 Monate. Nach der Eintragung in die Transplantationsliste beträgt die durchschnittliche Wartezeit für den Nierenersatz jedoch vier Monate.

3.2 BERÜCKSICHTIGUNG DER ETHISCHEN ASPEKTE

Zunächst wurde das multidisziplinäre Team der Kinder-Hämodialyse-Einheit des HIDV über die Absicht informiert, eine Studie mit Müttern von Kindern und Jugendlichen mit CRF in der Hämodialyse durchzuführen. Das Team wurde über den Studienvorschlag und die theoretisch-methodische Perspektive informiert, stimmte zu und erkannte die Durchführbarkeit und den möglichen Beitrag dieser Forschung an.

Die Forschung folgt den Regeln der Resolution 196/96, die die Arbeit mit Menschen regelt. edipesq@usp.brDas Projekt wurde der Ethikkommission für Forschung am Menschen der USP School of Nursing zur Bewertung vorgelegt (E-Mail:) und genehmigt (ANHANG 1). Nach der

Genehmigung wurde das Projekt an die an der Studie beteiligte Einrichtung, die Hämodialyseabteilung des Kinderkrankenhauses Darcy Vargas, weitergeleitet, und es wurde eine Stellungnahme der Ethikkommission dieser Einrichtung eingeholt, so dass mit der Erhebung begonnen werden konnte (ANLAGE 2).

Die Teilnehmer wurden über Folgendes informiert:

- das Ziel der Studie, nämlich zu verstehen, wie Mütter von Kindern und Jugendlichen die Erfahrung der Begleitung ihrer Kinder zu Hämodialysebehandlungen wahrnehmen;
- die Methode der Datenerhebung, bestehend aus Interviews, die aufgezeichnet und transkribiert wurden;
- die Dauer der Untersuchung und die Gewährleistung der Anonymität;

Nach den notwendigen Erklärungen wurde die Einwilligungserklärung (ANHANG 3) gelesen und unterzeichnet. Eine der unterschriebenen Kopien wurde der Teilnehmerin ausgehändigt, die andere Kopie behielt die Forscherin. Keine Mutter weigerte sich, an der Studie teilzunehmen oder das Formular zu unterschreiben.

3.3 TEILNEHMENDE MÜTTER

Die Einschlusskriterien für diese Studie waren Mütter, die ihre Kinder in der Kinder-Hämodialyseeinheit begleiten. Elf Mütter von Kindern und Jugendlichen, die sich einer Hämodialyse im Darcy Vargas Children's Hospital unterziehen, nahmen an der Studie teil.

Aufgrund des qualitativen Charakters der Studie und der Tatsache, dass die Datenerhebung auf die Entwicklung theoretischer Konstrukte abzielen sollte, werden wir das verwenden, was Glaser und Strauss (1967) "theoretisches Sampling" nennen. Den Autoren zufolge ist das theoretische Sampling der Prozess der Datenerhebung mit dem Ziel der Theoriebildung, bei dem der Forscher gleichzeitig seine Daten sammelt, kodiert und analysiert und entscheidet, welche Daten er als Nächstes sammeln und wo er sie finden will, um eine Theorie zu entwickeln.

Die Anzahl der Mütter wurde auf der Grundlage ihrer Aussagen ermittelt. Im weiteren Verlauf der Datenanalyse deuteten Überlegungen darauf hin, dass weitere Daten erhoben werden sollten, damit die Kategorien besser entwickelt und verdichtet werden können. Die Datenerhebung wurde bis zum Erreichen der theoretischen Sättigung durchgeführt, d. h. bis zu dem Zeitpunkt, an dem Wiederholungen und das Fehlen neuer Daten sowie ein wachsendes Verständnis der ermittelten Konzepte zu verzeichnen waren.

Der Zeitraum, in dem die Zeugenaussagen gemacht wurden, lag zwischen Januar 2012 und

Januar 2013. Das Alter der Teilnehmerinnen lag zwischen 23 und 51 Jahren, zehn waren Hausfrauen und eine war Ladenbesitzerin. Was die Anzahl der Kinder betrifft, so hatten zwei Mütter ein Kind, drei hatten zwei Kinder, vier hatten drei Kinder und zwei hatten vier Kinder. Was den Familienstand anbelangt, so waren sieben verheiratet und vier ledig.

Tabelle 1 zeigt die Charakterisierung der teilnehmenden Mütter:

Tabelle 1 - Charakterisierung der Mütter

	Alter	**Zivilstand**	**Funktion**	**Anzahl der Kinder**	**Alter des Kindes, das sich der Hämodialyse unterzieht**	**Hämodialysezeit**	**Häufigkeit pro Woche**	**Sohn in der Transplantationswarteschlange**
1	45 Jahre alt	verheiratet	Hausfrau	3 Kinder	14 Jahre alt	2 Monate	3 Tage	keine
2	23 Jahre alt	einzeln	Hausfrau	1 Kind	2 Jahre	4 Monate	3 Tage	keine
3	35 Jahre alt	verheiratet	Hausfrau	3 Kinder	15 Jahre	6 Monate	3 Tage	ja
4	24 Jahre alt	verheiratet	Hausfrau	3 Kinder	1 Jahr	8 Monate	5 Tage	keine
5	32 Jahre alt	einzeln	Hausfrau	2 Kinder	9 Jahre	8 Monate	5 Tage	keine
6	32 Jahre alt	verheiratet	Hausfrau	2 Kinder	5 Jahre	6 Monate	3 Tage	ja
7	33 Jahre alt	verheiratet	Hausfrau	2 Kinder	4 Jahre	5 Monate	3 Tage	keine
8	51 Jahre alt	verheiratet	Hausfrau	4 Kinder	16 Jahre alt	3 Wochen	3 Tage	keine
9	32 Jahre alt	einzeln	Ladenbesitzer	1 Kind	10 Jahre	2 Wochen	3 Tage	keine
10	47 Jahre	verheiratet	Hausfrau	3 Kinder	16 Jahre alt	1 Jahr und 5 Monate	3 Tage	ja
11	39 Jahre alt	einzeln	Hausfrau	4 Kinder	11 Jahre	1 Jahr	5 Tage	ja

1. Probengruppe	2. Stichprobengruppe	3. Stichprobengruppe

3.4 ERFASSUNG DER DATEN

Als Form der Datenerhebung wurden Interviews verwendet. Die elf Interviews wurden aufgezeichnet und dauerten zwischen 50 und 100 Minuten. Die Interviews wurden anschließend vollständig transkribiert und bis zum Ende der Untersuchung aufbewahrt, danach wurden sie ordnungsgemäß vernichtet. Unmittelbar nach den Interviews wurden Notizen angefertigt, um Datenverluste und -veränderungen zu vermeiden. Die Interviews wurden einzeln in privaten Räumen der Kinder-Hämodialyse-Einheit des Darcy Vargas Kinderkrankenhauses geführt.

Rubin und Rubin (1995) stellen fest, dass qualitative Interviews darauf abzielen, die Erfahrung der Person zu verstehen, und dass daher eine Erfahrung nicht wahrer ist als eine andere. Wenn wir auf mehrere Versionen desselben Ereignisses stoßen, können sie unterschiedliche Perspektiven des Geschehens widerspiegeln.

Bei qualitativen Interviews ist der Forscher nicht neutral, distanziert oder emotional unbeteiligt. Einfühlungsvermögen, Sensibilität, Humor und Aufrichtigkeit sind wichtige Ressourcen für das Interview. Die Autoren stellen auch fest, dass Neutralität kein ausreichendes Einfühlungsvermögen ermöglicht, um persönliche Geschichten oder tiefgehende Beschreibungen zu erhellen.

Diese Autoren weisen darauf hin, dass man als qualitativer Interviewer lernen muss, Wörter zu erkennen, die für die untersuchten Personen symbolische Bedeutungen haben. In solchen Situationen ist es notwendig, Details zu erforschen, um die Idee, die gesagt wird, zu klären.

Nach Corbin und Strauss (1990) beginnt die Datenerhebung bei Studien, die sich auf die Grounded Theory stützen, damit, dass man sich nur auf die Grundfrage der Studie konzentriert. Der Forscher muss auf diesen Anfang achten und versuchen, die Richtung zu verstehen, in die die Studie gehen soll.
je nach den gleichzeitig gesammelten und analysierten Daten vorgenommen wird.

Die Interviews begannen mit der auslösenden Frage: Wie ist es für Sie, Ihr Kind bei der Hämodialyse zu begleiten? Die befragte Person konnte ihre Geschichte frei und so erzählen, wie es für sie Sinn machte, aber der Fokus wurde immer wieder darauf gelenkt.

Als sich die Kategorien bildeten, wurden neue Fragen hinzugefügt, die die von ihnen aufgeworfenen Ideen verdeutlichen konnten, z. B:

Wie war es für Sie, Ihren Sohn zum ersten Mal bei der Hämodialyse zu sehen?

Was haben Sie gefühlt, als Sie die Hämodialysemaschine zum ersten Mal gesehen haben?

Wie fühlt es sich an, die Hämodialysemaschine jetzt zu sehen?

Woran denken oder was tun Sie in den vier Stunden, die Sie während der Hämodialyse bei Ihrem Kind sind?

Wie hat sich Ihr Alltag durch die Verpflichtung, Ihr Kind zur Hämodialyse zu bringen, verändert?

Was hilft Ihnen, diese Erfahrung zu überstehen, und was hindert Sie daran?

Der Inhalt der analytischen Arbeit zeigt, dass die Mutter von der Information über die Notwendigkeit einer Hämodialysebehandlung betroffen ist und beginnt, Bedeutungen in Bezug auf die Hämodialysemaschine zu konstruieren, die mit der Angst vor dem Tod ihres Sohnes an der Maschine verbunden sind. Diese Erfahrung wird als eine ständige Bedrohung erlebt.

Durch die prozessualen Handlungen/Interaktionen verändern sich jedoch die Bedeutungen in Bezug auf die Maschine, und es kommt zu Erleichterung, Akzeptanz und einer Verringerung der Angst.

Dic erste Stichprobengruppe bestand aus sieben Müttern, die ihre Kinder zu den Hämodialyse-Sitzungen in der Kinder-Hämodialyse-Einheit des Darcy Vargas Kinderkrankenhauses begleiteten. Die ersten Interviews und die begleitende Analyse der Daten ermöglichten es, erste Kategorien zu bilden, neue Daten zu sammeln und weitere Stichprobengruppen zu bilden.

Um die anfänglichen Kategorien eher als Evidenz denn als Hypothese zu betrachten und sie zu verdichten, wurden der zweiten Stichprobengruppe Fragen hinzugefügt: Was haben Sie am ersten Tag der Hämodialyse Ihres Kindes gedacht? Welche Gefühle haben Sie gegenüber der Maschine? Die zweite Stichprobengruppe setzte sich aus zwei Müttern zusammen, die ihr Kind seit kurzem zur Hämodialyse begleiten. Diese Gruppe ermöglichte es, die erste Phase dieser Erfahrung zu verstehen und die bereits ermittelten Kategorien zu testen.

Ein weiteres Thema, das sich aus der Analyse ergibt, ist die Transplantation, die als ein Verfahren dargestellt wird, das die gegenwärtige Situation verändert. Da jedoch einige Mütter ihre Kinder nicht auf der Warteliste für die Transplantation haben, sehen sie diese als etwas Fernes und Ungewisses an, was wenig Einblick in die Bedeutung der Transplantation im Behandlungsprozess ihres Kindes und die Auswirkungen auf ihre Subjektivität gibt. Daher wurden für die dritte Stichprobengruppe neue Fragen hinzugefügt, um mehr Klarheit in den Analyseprozess zu bringen: Wie verstehen Sie die Transplantation im Rahmen der Behandlung Ihres Kindes? Was würde sich durch die Transplantation in Ihrem Leben ändern? Hat sich etwas geändert, als Sie erfuhren, dass Ihr Kind auf der Warteliste für eine Transplantation steht?

Die dritte Gruppe bestand aus zwei Müttern von Kindern und Jugendlichen, die auf der Warteliste für die Transplantation standen. Ziel war es, zu verstehen, wie die Mütter das Nierenersatzverfahren wahrgenommen haben, andere Kategorien zu identifizieren und andere Aspekte der Erfahrung zu untersuchen.

3.5 AUSWERTUNG DER DATEN

Nach den ersten beiden Interviews begann das offene Kodieren, bei dem jedes Interview Zeile für Zeile untersucht wurde. Wir haben uns für die Arbeit mit In-vivo-Codes entschieden. Laut Charmaz (2009) helfen uns In-vivo-Codes dabei, die Bedeutungen der Teilnehmer in Bezug auf ihre Meinungen und Einstellungen in der Kodierung selbst beizubehalten. Im folgenden Beispiel wurde ein Abschnitt des Interviews kodiert:

Auszug aus dem Interview	**Codes**
"Es fühlte sich an, als würde *Blut aus mir herauskommen. Es fühlte sich an wie ich mit der Maschine. Jedes Mal, wenn ich die Maschine ansah, drehte sich mein Blut so sehr. Jetzt habe ich mich daran gewöhnt, es ist normal, weil ich es gut sehen kann."*	- Sie hatte das Gefühl, dass ihr Blut austrat, als sie ihren Sohn bei der Hämodialyse sah - Es sah so aus, als sei es mit der Maschine verbunden - Ich fühle mein Blut rasen, während ich die Maschine betrachte - Er gewöhnt sich an die Maschine, weil er seinen Sohn gut versteht.

Nach dieser ersten Kodierung wurden die Codes durch einen Vergleichsprozess auf der Grundlage ihrer konzeptionellen Ähnlichkeiten und Unterschiede gruppiert und so Kategorien gebildet. An diesem Punkt ist es wichtig, die Bedeutungen der Codes zu kennen, damit sie auf der Grundlage ihrer Konzepte und nicht des Themas, das sie behandeln, gruppiert werden können.

Die Kategorisierung wird von Strauss und Corbin (1990) als ein Prozess der Gruppierung von Konzepten definiert, die sich als relevant und Teil desselben Phänomens erweisen.

Die Kategorien erhielten abstraktere Namen als die Codes, so dass sie weniger abstrakte Konzepte zusammenfassen konnten. Einige Namen wurden mehrmals geändert, bis sie schließlich mit Namen versehen wurden, die die Bedeutung der Codes, die sie zusammenfassten, wirklich repräsentierten.

Nach Strauss und Corbin (1990) kommt es darauf an, eine Kategorie zu benennen, damit sie im Gedächtnis bleibt und man beginnen kann, sie analytisch zu entwickeln. Für die Autoren sind Kategorien höhere Ebenen, abstrakter und konzeptionell weiter entwickelt. Eine Kategorie ergibt sich aus der Gruppierung und Klassifizierung von Konzepten aus niedrigeren, weniger abstrakten Ebenen, die sich jeweils auf ein ähnliches Phänomen beziehen:

Codes	**Kategorie**
Er dachte, sein Sohn würde in Maschine 1 sterben Er dachte, sein Sohn würde in Maschine 7 sterben Sie dachte, ihr Sohn würde sterben 2 Todesangst, dass ihr Sohn in der Maschine 4 sterben würde Als ob er sich von seinem Sohn verabschieden würde 4 Der Gedanke, dass ihr Sohn sterben würde und das Team nicht bis 5 zählen wollte Die Vorstellung, dass ihr Sohn sterben würde 5 Sie glauben, dass es zu riskant ist, Blut auszutauschen 4	Aus Angst vor dem baldigen Tod ihres Sohnes

Er glaubte, er sei zu aggressiv und sein Sohn könne nicht mit 2 Er dachte, sein Sohn sei zu schwach, um mit 4 Angst vor einem Herzinfarkt, denn in der Maschine 2 sind schon viele Menschen an einem Herzinfarkt gestorben Heute an der Hämodialyse sein und morgen nicht mehr leben 4 Zu wissen, dass es ihrem Kind gut geht und es jeden Moment nicht mehr 4 sein kann Ich fürchte, es ist der letzte Tag des Wanderns und Spielens 4 Sie dachte, ihr Sohn würde sterben 8 Angst, dass ihre Tochter sterben könnte 10	

Bei der Festlegung von Codes und Kategorien wurden Fragen gestellt, um die Daten weiterzuverfolgen, und es wurde nach weiteren Elementen gesucht, bis die Kategorien verdichtet waren und eine theoretische Sättigung erreicht war. Wenn Mütter zum Beispiel berichteten, dass sie sich vor dem Hämodialysegerät fürchteten, fragte ich mich: "Was ***bedeutete dieses Gerät für sie?", "Warum brachten sie das Verfahren mit dem Tod in Verbindung?".***

Während des Prozesses wurde die Methode des ständigen Vergleichs angewandt, um die Kategorien zu ermitteln und zu entwickeln.

Während der Datenerfassung und -analyse **wurden "Memos" erstellt**. Memos wurden verwendet, um Ideen über Codes, Kategorien und Beziehungen zwischen Kategorien zu speichern. Strauss und Corbin (1990) erklären, dass **das "Memo" ein** Hilfsverfahren für die Theorieentwicklung und eine schriftliche Aufzeichnung des Datenanalyseprozesses **ist**.

"Es scheint, dass die Maschine eine neue Bedeutung erhält**, wenn die Mutter feststellt, dass es ihrem Sohn** mit der Hämodialysebehandlung **besser geht** oder dass er keine klinischen Komplikationen hat, während er an die Maschine angeschlossen ist. Die Angst verschwindet allmählich. Die Mutter braucht das Team nicht nur, um die Testergebnisse zu übersetzen, die zeigen, dass es ihrem Kind gut geht. Die Mutter interagiert mit dem Kind und stellt fest, dass es eher bereit ist, zu spielen und zur Schule zu gehen. Die Daten deuten darauf hin, dass die Bedeutung, die der Maschine gegeben wird, dem Objekt nicht innewohnt, sondern durch die Erfahrung, durch die **Interaktion zwischen Mutter und Kind, entsteht" (Memo -** 11/04/2012)

Im weiteren Verlauf der Analyse gingen wir zur nächsten Phase über, die Glaser (1978) als theoretisches Kodieren bezeichnet. In dieser Phase werden die Kategorien neu geordnet und Verbindungen zwischen den Kategorien und ihren Unterkategorien hergestellt. Auf diese Weise werden Gruppen gebildet, die Kategorien zusammenfassen, die sich auf dasselbe Phänomen zu beziehen scheinen. Bei der theoretischen Kodierung liegt der Schwerpunkt auf der Spezifizierung der

Kategorien zu einem Phänomen, basierend auf den Aspekten, die sich von diesem abheben.

Nach Glaser (1978) hilft die theoretische Kodierung dem Forscher, die Analyse auf der konzeptionellen Ebene zu halten, wenn er über Konzepte und ihre Beziehungen schreibt.

Die theoretische Kodierung ist eine Phase der Verknüpfung und Entwicklung der Kategorien; sie wird anhand der Daten, aus denen sie sich zusammensetzt, durch Vergleiche überprüft, um die Art der Beziehungen zwischen ihnen zu verstehen, was eine mehrmalige Umstrukturierung erforderlich macht.

Um eine auf Daten basierende Theorie zu entwickeln, muss der Forscher die theoretische Sensibilität besitzen, um die Feinheiten der Bedeutungen der Daten zu verstehen und zu unterscheiden, was relevant ist und was nicht. Die Daten werden ständig hinterfragt: Was geschieht hier? Zeigen die Daten Veränderungen im Laufe der Zeit? Erzeugt und erweitert der Vergleich der Daten Ideen?

Glaser (1978) erklärt, dass diese Fragen den Forscher auf die Suche nach Mustern unter den Ereignissen konzentrieren, die Konzepte offenbaren, die über die Beschreibung der Fakten hinausgehen.

Theoretische Sensibilität kann im Laufe der Forschung entwickelt werden, indem man die Datenerhebung mit der Datenanalyse verbindet, die Reflexion über die berufliche Erfahrung oder die Literatur in diesem Bereich hinaus lenkt, sensibel für die Daten und das Gleichgewicht zwischen Kreativität und Wissenschaftlichkeit bleibt, den induktiven Prozess anregt, Fragen stellt und vorläufige Antworten erhält (Glaser, 1978; Strauss, Corbin, 1990).

Es war notwendig, auf der Grundlage der Daten intensiv zwischen induktivem und deduktivem Denken zu wechseln. Es war notwendig, Hypothesen mit den berichteten Erfahrungen zu vergleichen und zu entwickeln.

Jedes Mal, wenn Hypothesen über die Beziehungen zwischen den Konzepten entwickelt wurden, kehrten sie zu den Interviews zurück, um sicherzustellen, dass sie richtig waren oder nicht. Wenn die Daten nicht in der Lage waren, die Hypothesen zu beantworten, wurde nach neuen Daten gesucht. Manchmal wurden weitere Daten gesammelt, um die Kategorien zu verdichten und die Konzepte genauer zu erklären. Dieser zirkuläre Prozess fand mit jeder Gruppe von Kategorien statt, die die Phänomene bildeten, bis die Kategorien dicht und gesättigt waren.

In der letzten Phase der Datenanalyse haben wir versucht, das zentrale Phänomen zu verstehen, das die Verbindung zwischen den Kategorien herstellt und einen höheren Abstraktionsgrad aufweist. Diese Phase ist durch die Herausforderung gekennzeichnet, die Kategorien zu integrieren, um eine auf den Daten basierende Theorie zu bilden. Die Beziehungen zwischen den Kategorien werden immer abstrakter. Dies ist die Phase, die Strauss und Corbin (1990) als "Elaborieren der

Geschichte" bezeichnen. Diese muss in der Lage sein, die größte Anzahl von Kategorien innerhalb eines größeren Phänomens zusammenzufassen, das noch abstrakter ist als die genannten.

In der Geschichte befinden sich die dichtesten Kategorien, die die wichtigsten Aspekte der Erfahrung offenbaren und so die zentrale Kategorie hervorbringen. Wie Strauss und Corbin (1990) feststellen, ist die zentrale Kategorie "... *das zentrale Phänomen, in das alle anderen Kategorien integriert sind".* Sie ist diejenige, die weit und abstrakt genug erscheint, um alle anderen einzuschließen und auszudrücken.

Nachdem alle Schritte befolgt wurden, war es möglich, ein theoretisches Modell vorzuschlagen, das die Erfahrungen der Mütter bei der Begleitung ihrer Kinder in einer Kinder-Hämodialyse-Einheit erklärt. Nach Morse (2006) kann die Option, illustrative Diagramme hinzuzufügen, genutzt werden, um die theoretische Struktur der durchgeführten Arbeit zu verdeutlichen.

Zur Validierung des theoretischen Modells verwendeten wir die Strategie, es zwei Müttern vorzustellen, die bereits interviewt worden waren. Beide identifizierten sich mit der Erfahrung und hielten das Modell für repräsentativ für das, was sie erlebt hatten.

KAPITEL 4

DIE ERFAHRUNG VON MÜTTERN VERSTEHEN

Durch den Vergleich und die Analyse der Daten konnten die Bedeutungen der Erfahrungen von Müttern, die ihre Kinder in einer Kinder-Hämodialyse-Einheit begleiten, aufgedeckt werden. Die ermittelten Kategorien und die theoretischen Verknüpfungen führten zu einem analytischen Prozess, der die Erfahrung erklärt: Es handelt sich um eine sehr schmerzhafte Erfahrung, deren Anfangsphase durch die Auswirkungen der Information, dass das Kind eine Hämodialyse benötigt, durch die Auswirkungen, die sich aus den Bedeutungen ergeben, die diesem Verfahren zugeschrieben werden, und durch die intensiven Veränderungen im täglichen Leben der Mutter gekennzeichnet ist. In der zweiten Phase entwickeln die Mütter Strategien und geben der Maschine durch die Handlungen/Interaktionen, die während des Prozesses stattfinden, eine neue Bedeutung.

In diesem Prozess konnten zwei Phänomene identifiziert werden, die die Erfahrung ausmachen:

I. ZU SEHEN, WIE DAS LEBEN SEINES SOHNES VON DER MASCHINE AUSGESAUGT WIRD

II. DER HÄMODIALYSE EINE NEUE BEDEUTUNG GEBEN

Die Ergebnisse werden wie folgt dargestellt: die Phänomene in Großbuchstaben und unterstrichen (**<u>DAS LEBEN DES KINDES SEHEN, DAS VON DER MASCHINE GESAUGT WIRD</u>**); die Kategorien folgen in Großbuchstaben und sind nummeriert (1.**ERLEIDEN DER AUSWIRKUNGEN DER HEMODIALYSE**), die Unterkategorien folgen ebenfalls einer kategorieinternen Nummerierung, werden aber in Kleinbuchstaben dargestellt (1.1 **Angst bekommen**).

1. <u>ZU SEHEN, WIE DAS LEBEN SEINES SOHNES VON DER MASCHINE AUSGESAUGT WIRD</u>

Es ist das Phänomen, das die erste Phase der Erfahrung der Mutter darstellt, die ihr Kind in der Kinder-Hämodialyse-Einheit begleitet. **<u>DAS LEBEN DES KINDES ZU SEHEN, DAS VON DER MASCHINE GESAUGT WIRD</u>**, besteht aus den Kategorien: **DIE AUSWIRKUNGEN DER HÄMODIALYSE ERLEBEN** und **DIE HÄNDE GESCHLAGEN FÜHLEN.**

Die Mutter erinnert sich an das Ereignis, bei dem ihr mitgeteilt wurde, dass ihr Sohn sich einer

Hämodialyse unterziehen muss, und erzählt, wie schockiert sie von dieser Nachricht war. Diese Phase ist durchdrungen von Angst, Wut und der Schwierigkeit zu akzeptieren, dass ihr Sohn sich einer Hämodialyse unterziehen muss. Indem sie sich in diesem unbekannten und beängstigenden Universum aufhält, konstruiert die Mutter Bedeutungen im Zusammenhang mit dem Betrieb der Hämodialysemaschine. Diese Bedeutungen sind mit dem Glauben an die Möglichkeit eines unmittelbar bevorstehenden Todes verbunden und werden durch die Metapher dargestellt, dass **die "Maschine den Sohn aussaugen würde" und das "Blut hinausgehen und nie wieder zurückkommen würde".** Zunächst versteht die Mutter die Hämodialysebehandlung als Ausdruck der Schwere des Nierenversagens ihres Sohnes. Sie empfindet es als belastend, ihn zur Hämodialyse zu begleiten, da sie mit der Angst lebt, dass ihr Sohn an der Maschine sterben könnte. Darüber hinaus sieht sie sich als schwangere Frau, der die Hände gebunden sind, in einem Alltag, der sich als sehr eingeschränkt erweist. Sie fühlt sich gefangen in der Fürsorge für ihren Sohn, gibt sich selbst auf und kümmert sich um ihre anderen Kinder.

Die Erfahrungen mit diesem Phänomen werden in den nachstehenden Kategorien dargestellt:

1 UNTER DEN AUSWIRKUNGEN DER HÄMODIALYSE LEIDEN

Das Phänomen**, DAS LEBEN DES KINDES DURCH DIE MASCHINE GESAUGT ZU SEHEN**, wird durch die Situation der Mutter ausgelöst**, die unter den Auswirkungen des Vorhandenseins der HEMODIALYSE leidet.**

Auf der Grundlage dieser Auswirkungen entwickelt die Mutter Strategien, um mit den Bedeutungen umzugehen, die im Zusammenhang mit der Hämodialysebehandlung ihres Sohnes konstruiert werden.

Diese Kategorie setzt sich aus den folgenden Unterkategorien zusammen:

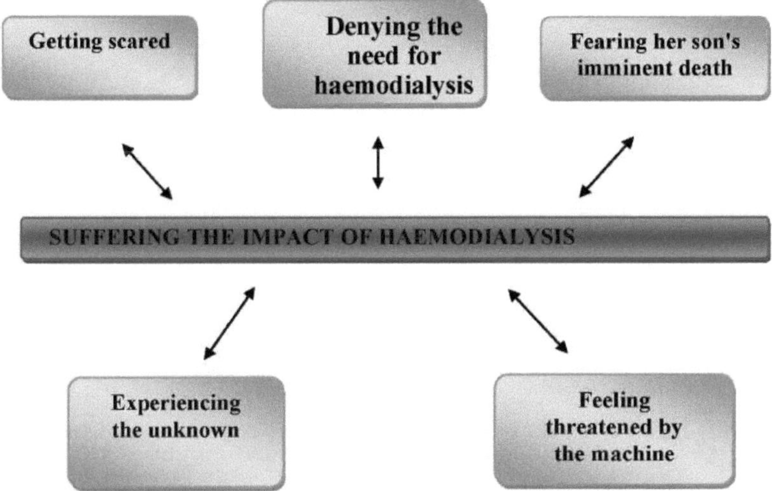

Diagramm 1 - Die Auswirkungen der bestehenden Hämodialyse

1.1 Ängstlich werden

Mütter sind entsetzt, wenn sie von ihrem Arzt erfahren, dass ihr Kind eine Hämodialyse benötigt. Die Mutter hat diese Erfahrung weder erwartet noch gewollt. Auch die Information, dass ein Katheter implantiert werden muss, der den Körper des Kindes markiert, löst Angst aus.

-Es war für mich wie ein Schock, als er sagte: - Er wird eine Hämodialyse brauchen. Ich habe mich erschrocken und gesagt: - Er wird sich einen Katheter legen lassen müssen, wow! Dann habe ich mich noch mehr erschrocken.

"Ich habe sehr geweint, als die Ärztin mir sagte, dass sie den Eingriff vornehmen würde, ich hatte große Angst. Ich wollte es nicht akzeptieren, denn es war ein Eingriff, von dem ich nie im Leben gedacht hätte, dass meine Tochter ihn durchmachen würde, also war es ein Schock. "

1.2 Leugnung der Notwendigkeit einer Hämodialyse

Nach der Information über die Notwendigkeit der Hämodialyse und sogar nach dem Einsetzen des Katheters mangelt es an Akzeptanz der Realität. Die Mütter stellen die Notwendigkeit in Frage, leugnen sie und denken oft daran, ihr Kind nicht zu den Sitzungen zu bringen.

-Sie fragen sich: - Wird er es wirklich brauchen? Ich glaube nicht, dass er das braucht, Gott bewahre. Aber du weißt, dass er es brauchen wird, weil er den Katheter schon drin hat. Aber jeden Moment sagst du dir: Das es nicht sein".
-Rede: -Mein Gott! Sollte das ganze Blut aus dieser Maschine herauskommen? Ich wollte es nicht zulassen. Ich musste das Papier unterschreiben, ich wollte es zerreißen, mich übergeben und dem Arzt gegenübertreten. Ich wollte nicht zulassen, dass er den Zugang legt, nicht wahr?"
"Die Ärzte sagten, dass er eine Hämodialyse bekommen würde. Das hatte ich nicht akzeptiert. Mein Mann und ich hatten bereits vereinbart, dass er keine Hämodialyse bekommen würde. Gott konnte ihn sterben lassen, aber ich konnte es nicht zulassen."

1.3 Die Erfahrung des Unbekannten

Die Mutter stellt fest, dass sie nichts über die Hämodialyse weiß, wie das Verfahren abläuft, wie die Maschine funktioniert, wie ihr Sohn die Behandlung erleben würde und welche Risiken tatsächlich bestehen. Dadurch entsteht ein Nichtwissen, das Ängste auslöst.

Sie erleben es mit Verzweiflung, Angst und Unsicherheit. Der Mangel an Wissen steht in direktem Zusammenhang damit, dass sie noch nie eine Hämodialyse-Sitzung miterlebt haben und sich in diesem Moment nicht vorstellen können, dass ein Kind diesem Verfahren unterzogen wird.

> "Ich hatte *wirklich Angst, weil ich nicht wusste, wie das ist, ich dachte, ich würde das ganze Blut herausbekommen. "*
>
> *"Es war ein Schreck für mich, weil ich es noch nie zuvor gesehen hatte, wissen Sie? Es war sogar noch schlimmer, denn ich hatte mich nicht darauf vorbereitet, die Hämodialysemaschine kennen zu lernen. Als ich sah, wie das Blut meiner Tochter durch die Maschine lief, begann ich zu verzweifeln, ich wollte es nicht akzeptieren.*

1.4 Aus Angst vor dem baldigen Tod ihres Sohnes

Die Mütter empfinden das Verfahren als aggressiv und riskant und fürchten daher die Möglichkeit, dass ihr Kind in der Maschine stirbt. Sie sind sich der Zerbrechlichkeit und Verletzlichkeit ihres Kindes bewusst. Sie bezeichnen die Maschine als Quelle der Panik und sehen sich angesichts des drohenden Todes ihres Kindes als machtlos an.

> *"Ich hatte Panik vor der Maschine, davor, dort zu sitzen, es zu tun und dass die Person auf der Stelle stirbt. Dann habe ich mir das vorgestellt: - Mein Gott, stell dir vor, mein Kind stirbt plötzlich so und ich kann nichts tun! Und das war's."*
>
> *"Für mich war es ein siebenköpfiges Ungeheuer, ich dachte sofort, ich würde sterben. Meine Angst war, dass ich sterben würde, denn ich hatte es noch nie zuvor gesehen."*
>
> *"Am Anfang war es schwierig, ich habe nur geweint. Dann sagten alle, ich wolle mit niemandem reden, und ich sagte mir: - Oh, mein Sohn wird sterben. In meinem Kopf habe ich nur diese Dinge gedacht. "*
>
> *"Da habe ich gesagt: - Mein Sohn wird bei der ersten Hämodialyse sterben. Denn der Blutaustausch ist zu riskant und G. ist zu schwach für diese Dinge. Also hatte ich Todesangst."*
>
> *"Mir wurde schlecht, als ich die Maschine zum ersten Mal sah, ich dachte, er würde in der Maschine sterben, es war wirklich schlimm.*

1.5 Sich von der Maschine bedroht fühlen

Die Mutter weiß nicht, wie die Maschine funktioniert und wie die Prozedur abläuft, und konstruiert Bedeutungen in Bezug auf die Maschine und die Prozedur, die mit Fantasien über den Blutfluss, der von der Maschine durchgeführt wird, und die Abhängigkeit von einer mechanischen Technologie, um ihr Kind am Leben zu erhalten, beladen sind.

Die Phantasien im Zusammenhang mit dem Betrieb der Maschine werden durch die Erkenntnis repräsentiert, dass Blut Leben bedeutet und vollständig abgesaugt werden kann und nicht in den Körper des Kindes zurückkehrt. Es gibt auch die Vorstellung, dass dieses Verfahren das Kind entmenschlicht.

Die Mütter fühlen sich verängstigt und bedroht, wenn sie sehen, dass ihre Kinder an die Maschine angeschlossen sind und sich das Blut bewegt. Die Mütter beschreiben, dass sie sich körperlich unwohl fühlen und nicht in der Lage sind, die Maschine zu betrachten. In einigen Zeugenaussagen sagten die Mütter, sie hätten das Gefühl, in den Schuhen ihres Kindes zu stecken, als würde ihr eigenes Blut durch diese Leitungen fließen.

Die Mütter sprechen von der Notwendigkeit, die Maschine und ihre Funktionen sowie das Pflegepersonal und seine Handlungen im Auge zu behalten. Für die Mütter bedeutet diese ständige Wachsamkeit, dass sie sich weniger schuldig fühlen, wenn es ihrem Kind an der Maschine schlecht geht. Die Mütter beobachten das Hämodialysegerät genau und erschrecken beim kleinsten Geräusch.

> *"Ihre Behandlung ist aggressiv, jeden Moment könnte ihr Blutdruck abfallen, sie könnte krank werden. Ich möchte nicht, dass etwas Schlimmes passiert und ich nicht da bin, verstehen Sie? Deshalb weiche ich nicht von ihrer Seite."*

> *"Ich möchte in der Nähe sein, um zu sehen, was vor sich geht. Wenn die Mädchen den Druck messen, die Maschine anfassen, will ich wissen, was los ist, ich will ein Auge darauf haben."*

> *"Hier bei der Hämodialyse achte ich auf alles. Es war ihnen ein bisschen peinlich, weil ich gesagt habe: - Schau, ich glaube, du musst dir die Hände waschen, ich weiß nicht was, vor allem, wenn du eine nimmst, sie nehmen eine andere, du musst dir die Hände waschen, oder? Dann habe ich ein bisschen Ärger bekommen, aber dann ging es vorbei, denn ich habe Recht und es ist ein riskanter Fall, wenn man strauchelt, dann war es das. Ich achte auf jedes Detail, wenn sie meinen Sohn anfassen. Ich gehe erst, wenn alles ruhig ist."*

> *"Ich habe es mir immer wieder angesehen, es sah aus, als würde mir schlecht werden, aber ich sagte: - Nein, ich muss es behalten! - Dann würde ich nicht krank werden. Ich konnte den Anblick des Blutes nicht ertragen, aber ich blieb."*

> *"Was mir am meisten Angst macht, ist diese 'Sauerei' mit seinem Blut. Das ist nicht für jede Mutter einfach."*

> *"Ich muss mich auf ihn konzentrieren und ihn ansehen, denn wenn ich abgelenkt bin, könnte ich etwas verpassen und hätte dann ein schlechtes Gewissen. Also schaue ich weiter."*

"Ich hatte das Gefühl - oh mein Gott, mein Sohn wird dort bleiben müssen! Ich dachte, es wäre schlimm für ihn, ich dachte, er würde nervös sein, ich dachte, er würde sogar weinen, aufgeregt sein..."

"Es ist schrecklich, eine Hämodialysemaschine zu sehen, zu denken, dass das eigene Kind gut lebt und dann eine Maschine braucht - die wie ein Roboter aussieht -, damit die Niere funktioniert und das Blut filtert. Es ist also beängstigend. "

"Ich denke immer wieder, dass es sehr seltsam ist, das ganze Blut herauszunehmen und die Person hat nichts mehr in sich, und dann kommt das Blut wieder zurück."

Kasten 2 - Die Folgen der Hämodialyse erleiden

Codes	Unterkategorien	Kategorien
Sie war erschrocken, als sie erfuhr, dass ihr Sohn sich einer Hämodialyse unterziehen würde 1 Es war beängstigend, als der Arzt sagte, dass sein Sohn an die Hämodialyse angeschlossen werden würde 3 Es ist beängstigend, den Katheter zu legen und dann zur Hämodialyse zu kommen 3 Noch mehr Angst hatte sie, als sie erfuhr, dass bei ihrem Sohn ein Katheter 3 gelegt werden sollte. Sie war entsetzt, als sie erfuhr, dass sie eine Hämodialyse benötigt 9 Die Nachricht, dass sich ihr Sohn einer Hämodialyse unterziehen muss, war sehr schwer zu verkraften 8	Ängstlich werden	MIT 0 AUSWIRKUNGEN BEI 0 VORHANDENER HÄMODIALYSE
Frage, ob die Hämodialyse wirklich notwendig war 4 Sie akzeptierte nicht, dass ihr Sohn an die Hämodialyse angeschlossen werden sollte 4 Sie dachte, ihr Sohn bräuchte keine 1 Es schien nicht zu stimmen, dass ihr Sohn sich einer Hämodialyse unterziehen würde 1 Sie sagte dem Team, dass sie ihren Sohn nicht zur Hämodialyse bringen wolle 3 Sie stimmte mit ihrem Mann überein, dass ihr Sohn den Eingriff nicht vornehmen lassen würde 4 Ihr Sohn könnte sterben, aber sie konnte ihn nicht der Hämodialyse unterziehen 4 Ich habe gesagt, dass es nicht so sein wird 1 Kann nicht akzeptiert werden 6 Er konnte das Verfahren nicht akzeptieren, weil er es für zu aggressiv hielt 6	Leugnung der Notwendigkeit einer Hämodialyse	
Es ist hart, etwas nie erlebt zu haben und es plötzlich durchmachen zu müssen 1 Ich war verzweifelt, weil es etwas Neues war 6 Ich hätte mir nie vorstellen können, ein Kind bei der Hämodialyse zu begleiten 4 Sie fragte sich, wie sie ihren Sohn dazu bringen würde, vier Stunden lang auf Platz 1 zu sitzen. Angst vor der Bezeichnung Hämodialyse an der Tür des Geräts wenn Sie die Intensivstation verlassen 4 Nicht wissen, was Hämodialyse ist 4 Ich frage mich, wie es jetzt sein würde 2 Ich wusste nicht, was Hämodialyse ist, und hatte noch nie jemanden gesehen, der sie durchführt 6 Am Anfang hatte ich Angst, weil ich nicht wusste, was eine Hämodialyse ist 9 Sie war erschrocken, als sie das Gerät sah, denn sie hatte noch nie ein Hämodialysegerät gesehen 6 Ich hatte Angst, weil ich nicht wusste, was passieren würde und wie das Verfahren ablaufen würde 6 Angst vor der Hämodialyse zu haben, weil ich nicht wusste, wie das ist 8	Die Erfahrung des Unbekannten	
Er dachte, sein Sohn würde in Maschine 1 sterben Er dachte, sein Sohn würde in Maschine 7 sterben Sie dachte, ihr Sohn würde sterben 2 Todesangst, dass ihr Sohn in der Maschine 4 sterben würde Als ob er sich von seinem Sohn verabschieden würde 4 Der Gedanke, dass ihr Sohn sterben würde und das Team nicht 5 zählen wollte Die Vorstellung, dass ihr Sohn sterben würde 5 Sie glauben, dass es zu riskant ist, Blut auszutauschen 4 Er glaubte, er sei zu aggressiv und sein Sohn könne nicht	Aus Angst vor dem baldigen Tod ihres Sohnes	

mit 2 Er dachte, sein Sohn sei zu schwach, um mit 4 Angst vor einem Herzinfarkt, denn in der Maschine 2 sind schon viele Menschen an einem Herzinfarkt gestorben Heute an der Hämodialyse zu sein und morgen nicht mehr zu leben 4 Zu wissen, dass es ihrem Sohn gut geht und er jeden Moment nicht mehr sein kann 4 Ich fürchte, es ist der letzte Tag des Wanderns und Spielens 4 Sie dachte, ihr Sohn würde sterben 8 Angst, dass ihre Tochter sterben könnte 10		
Sie dachte, die Maschine würde ihrem Sohn das gesamte Blut entziehen 5 Da Blut das Leben des Kindes ist 6 Ich dachte, das Blut würde herausfließen und nie wieder zurückkommen 3 Sieht aus, als würde sein Sohn ein Roboter 1 werden Das Gefühl, dass die Maschine ihre Tochter aussaugen würde 6 Das Gefühl, dass ihr Kind zu einer Maschine und nicht zu einem Menschen geworden ist 6 Der Schock, wenn man die Maschine zum ersten Mal sieht 2 Sie erschrak, als sie das erste Mal das Hämodialysegerät sah 5 Panik beim Anblick der Maschine 7 Es war schrecklich, die Hämodialysemaschine zu sehen 3 Es war schrecklich, zum ersten Mal eine Hämodialysemaschine zu sehen 1 Angst vor dem Hämodialysegerät, weil es das Blut bewegt 5 Der Maschine bei der Arbeit zusehen und sich krank fühlen 2 Ich konnte es nicht ertragen und fing an zu weinen 3 Übelkeit beim Anblick von Maschine 3 Sie hatte das Gefühl, dass ihr Blut austrat, als sie ihren Sohn bei der Hämodialyse sah 2 Das Gefühl, an der Stelle seines Sohnes zu sein 8 Beim Anblick von Maschine 2 gerät das Blut in Wallung Angst vor Blutaustausch 5 Erschrocken über den "Klatsch" im Blut ihres Sohnes 5 Verzweifelt darüber, dass das Blut ihrer Tochter durch die Maschine 6 fließt Es ist beängstigend, das Blut filtern zu müssen, damit die Nieren funktionieren 1 Hinschauen und Abwenden am ersten Tag der Hämodialyse 3 In der Nähe ihrer Tochter sein wollen, um zu sehen, was los ist 3 Nicht von der Seite ihrer Tochter weichen, weil sie nicht will, dass etwas Schlimmes passiert, wenn sie nicht da ist 6 Nicht mit den anderen Müttern draußen bleiben zu können 6 Wunsch, dass die Krankenschwestern das Kind nicht berühren, ohne sich die Hände zu waschen 5 Die Krankenschwester soll den Verband schnell schließen, um eine Infektion zu vermeiden 5 Sehen wollen, wie der Druck gemessen und die Maschine manipuliert wird 3 Das Kind in den Mittelpunkt stellen 2 Achten Sie darauf, was die Krankenpflege hier bei	Sich von der Maschine bedroht fühlen	
Hämodialyse 2 Die Krankenschwester runzelt die Stirn, als sie sagt, dass sie sich nicht die Hände gewaschen hat, bevor sie ihren Sohn 2 angefasst hat. Abbruch der Hämodialyse nur im Notfall 6 Betrachtet man die Hämodialyse, die die ganze Zeit über stattfindet 1		

2 DAS GEFÜHL, DASS EINEM DIE HÄNDE GEBUNDEN SIND

Die Hände sind gebunden ist ein umgangssprachlicher Ausdruck, der bedeutet, dass eine Person am Handeln gehindert wird. Die Kategorie zeigt, wie die Mütter ihr tägliches Leben wahrnehmen: Sie fühlen sich in der Verantwortung, ihr Kind dreimal pro Woche oder öfter zur

Hämodialyse zu begleiten, gefangen. Sie stellen fest, dass sich ihre Routine stark verändert hat und sie kaum noch Zeit haben, sich um den Haushalt und den Rest der Familie zu kümmern. Sie stellen fest, dass sich ihre Zeit ausschließlich auf die Betreuung ihres Sohnes konzentriert, der sich einer Hämodialysebehandlung unterzieht.

Sie sind sich bewusst, dass sie während der Hämodialyse-Sitzungen nichts anderes tun können, als die Prozedur zu beobachten. Sie haben Angst, weiterhin an der Hämodialyse zu bleiben, und empfinden großes Unbehagen und Traurigkeit, wenn sie ihren Sohn an die Maschine angeschlossen sehen.

Auf erschütternde Weise bringen die Mütter die Entscheidung zur Sprache, ihren Arbeitsplatz aufzugeben und keiner bezahlten Arbeit mehr nachgehen zu können. Sie stellen auch fest, dass sie keine Zeit oder Lust haben, sich um den Haushalt zu kümmern, und machen sich Vorwürfe, dass sie sich nicht genug um ihre anderen Kinder kümmern.

Den Müttern sind die Hände gebunden, wenn sie mit den Einbußen konfrontiert werden, die ihre Kinder in Bezug auf Freizeitaktivitäten, Schule und Ernährung erleiden.

Diese Kategorie setzt sich aus den folgenden Unterkategorien zusammen:

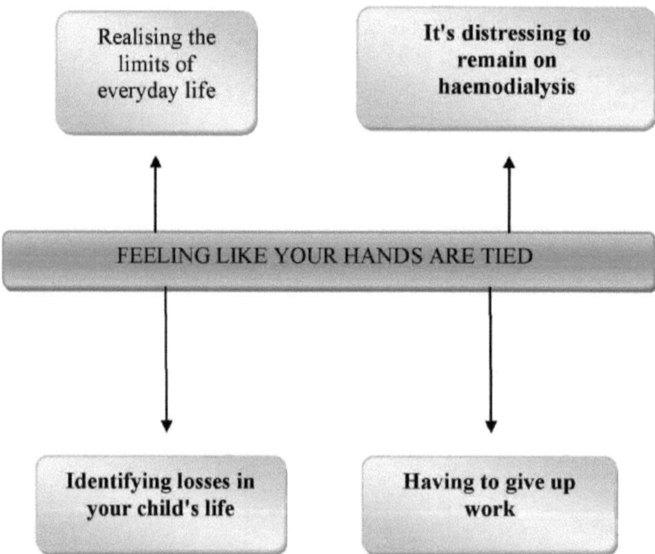

Diagramm 2 - Das Gefühl, dass Ihnen die Hände gebunden sind

2.1 Verwirklichung eines eingeschränkten Alltagslebens

Die Mütter berichten, dass sich ihr Alltag stark verändert hat. Sie ziehen sich aus den häuslichen Aktivitäten zurück, haben keine Lust auf Freizeitaktivitäten oder Selbstpflege und fühlen sich in der Pflege ihres Kindes gefangen. Sie haben das Gefühl, dass ihre Zeit knapp wird und sie sich nur noch auf die Pflege ihres Hämodialysekindes konzentrieren können.

Sie befürchten, dass ihre Anwesenheit auf der Hämodialyse-Station es unmöglich macht, ihren anderen Kindern die Pflege und Aufmerksamkeit zukommen zu lassen, die sie für ideal halten. Sie fühlen sich unwohl, geben sich selbst die Schuld für ihre Abwesenheit und ärgern sich darüber, dass sie sich ständig trennen müssen.

Sie fühlen sich ihrer Bewegungsfreiheit beraubt und haben das Gefühl, dass **ihr "Raum" in der Welt geschrumpft ist und sich ausschließlich auf den "Raum" der Behandlung ihres Kindes beschränkt.**

> *ie hat heute eine Tür in meinem Leben geschlossen. Ich kümmere mich sehr viel um L., mein Leben dreht sich um L."*
>
> *"Das ist ein Schlag für mich, weil ich festsitze. Weil es dreimal pro Woche ist, bin ich praktisch zwei Tage lang zu Hause. Ich sitze also fest, ich gehe nicht aus... meine ganze Zeit ist ihm gewidmet."*
>
> *"Ich habe keine Zeit mehr, ich kümmere mich kaum noch um den Haushalt. Wenn das Wochenende kommt, habe ich keine Zeit für etwas anderes, ich gehe nicht einmal mehr aus.*
>
> *"Ich habe keine Zeit mehr, ich mache nichts mehr."*
>
> *Ich hatte Bauchschmerzen, es hat mein Nervensystem durcheinander gebracht, weil ich gekommen bin und der Kleine mich vermisst hat. Ich gehe früh raus, lasse ihn schlafen und manchmal wacht er auf. Wir verlassen das Haus jeden Tag um 6.20 Uhr".*
>
> *"Sie geben meiner Tochter schwere Sachen, so dass sie nachts, wenn ich von der Hämodialyse nach Hause komme, um zu stillen, nicht an die Brust will. Es ist ein bisschen schwierig, nicht wahr?"*
>
> *-Die Kleinen verlangten es, sie sagten: "Mama, du gehst nur noch raus, du bist nur noch nervös und reizbar."*
>
> *"Weil sie so sehr ohne ihre Mutter sind und ich hier und dort in meinem Kopf bin... Die Zeit, die ich verloren habe, um mich um sie zu kümmern, um hier bei G. zu sein, kommt nicht wieder zurück. Es ist sehr schwer, sich zu trennen."*
>
> *"Ich vermisse ihn, und ich weiß, dass er mich vermisst, weil ich weiß, dass ich nicht so präsent bin, wie ich es in Ls Leben war. Er verlangt nichts von mir, weil er noch klein ist, aber ich weiß nicht, ob er in zwei, drei, vier Jahren etwas von mir verlangen wird, weil ich nicht weiß, wie es mit L sein wird."*

2.2 Der Aufenthalt in der Hämodialyse ist belastend

Die Mütter berichten über die Handlungen und Wahrnehmungen, die sie während des Wartens auf die Hämodialysebehandlung ihrer Kinder erleben. Sie berichten von Schlaf und andere nicht schlafen können, dass es eine Untätigkeit gibt, die sie stört und Müdigkeit, Ungeduld und Ohnmacht erzeugt. Es gibt Spannungen während des Wartens, denn es besteht die Angst, dass das Kind krank werden könnte.

Sie sprechen über diese Erfahrung als etwas Unangenehmes und Schwieriges. Sie empfinden sich als einsame Zuschauer angesichts eines so schmerzhaften Ereignisses, bei dem sie nichts tun können, weil ihnen die Hände gebunden sind.

Die Mütter sind traurig, wenn sie ihre Kinder zur Hämodialyse begleiten. Sie erleben die Schwierigkeit, in der Hämodialyseeinheit zu sein und zu wissen, dass ihr Kind leidet und jeden Moment an der Maschine sterben könnte. Bei diesen Müttern treten Emotionen/Aktionen auf: Leiden, Irritation, Weinen, Unsicherheit und das Gefühl, der Bewegungsfreiheit beraubt zu sein. Die Mütter haben das Gefühl, die Kontrolle über sich selbst zu verlieren, indem sie die Angst vor dem drohenden Tod erleben und in diesem unbekannten Universum leben, das intensive Veränderungen im täglichen Leben und Anpassungsstrategien erfordert.

> *"Für mich ist es langweilig, hier bei der Hämodialyse zu sitzen, ich mag es nicht, still zu sitzen. Es ist schlimm."*
>
> *"Weil mir die Hände gebunden sind, kann ich hier an der Hämodialyse nichts tun, ich muss nur zusehen."*
>
> *"Je nachdem, was man mir sagt, weine ich leicht, ich glaube, ich bin depressiv. Tief im Inneren bin ich deprimiert, denn es gibt Zeiten, in denen ich denke, dass wir es nicht mehr aushalten. Es ist erdrückend, weißt du? Es ist alles sehr schwer für mich. Ich wollte ein Kind haben, aber ich wollte ein gesundes Kind haben. "*
>
> *"Ich dachte,* ich *sei das Ende der Welt, und ich dachte, ich müsste immer an seiner Seite sein. Also habe ich mich nur um ihn gekümmert und den Rest vergessen. Die Leute kamen und sprachen mit mir, und du weißt ja, wenn du zu weit weg bist, hilft dir dein Kopf nicht.*

2.3 Die Arbeit aufgeben müssen

In dieser Unterkategorie werden die Schwierigkeiten der Mütter deutlich, die ihre Arbeit aufgeben mussten, um sich um ihr hämodialysepflichtiges Kind zu kümmern. Sie sprechen über den Wunsch und das Fehlen einer bezahlten Arbeit, die Arbeitsroutine, die sie vor der Hämodialyse hatten, und die finanzielle Unabhängigkeit. Die Aufgabe der Arbeit wird als Selbstaufgabe gesehen und führt zu einem Konflikt zwischen dem Wunsch und dem, was möglich ist.

> *"Früher habe ich gearbeitet, ich war unabhängig. Ich habe wenig oder viel gearbeitet und ein Gehalt verdient, heute bin ich von meinen Eltern abhängig."*

"Mein Leben war ein normales Leben, ich hatte mein Gehalt, ich hatte ein normales Leben".

"Man muss die Arbeit aufgeben, man ist auf andere angewiesen... Das ist sehr schwierig für mich."

"Es war schwierig für mich, meinen Job aufzugeben und ihn hierher zu bringen. Das war der Teil, den ich am meisten gespürt habe."

2.4 Erkennen von Verlusten im Leben Ihres Kindes

Die Mütter stellen fest, dass ihre Kinder aufgrund der Anforderungen der Hämodialysebehandlung Einschränkungen bei der Ernährung haben und weniger an Freizeit- und Schulaktivitäten teilnehmen. Die Mütter sind besorgt und traurig über diese Einschränkungen, da sie wissen, dass sie diese Bedingungen nicht ändern können, da sie das Gefühl haben, dass ihnen die Hände gebunden sind.

"Es ist sehr schwer für mich, zu sehen, dass er nicht mehr das essen kann, was er früher gegessen hat, und ich kann nichts tun, um das zu ändern. Die ganze Familie hilft mir, dies und jenes zu verstecken, aber ich finde es nicht fair, dass er so ein Leben führen muss. Wegen des Katheters kann er nicht einmal ins Schwimmbad gehen. "

"Da sie an der Hämodialyse hängt, kann sie sich in der Schule *nicht* entwickeln. Sie hat dort eine Menge Schwierigkeiten. Was kann ich tun? Ich kann nichts tun. Sie besteht das Jahr, aber sie *weiß* nicht *viel."*

Kasten 3 - Das Gefühl, dass einem die Hände gebunden sind

Codes	Unterkategorien	Kategorien
Sie widmet ihre ganze Zeit ihrem Sohn 2 Alles um 5 Uhr ändern Starke Veränderung des täglichen Lebens3 Die Hämodialyse verändert mein tägliches Leben sehr 1 Den Alltag stören 1 Es ist ein Schlag, weil sie sich durch die Hämodialyse gefangen fühlt 2 Das Leben dreht sich um ihre Tochter, denn wenn sie nicht an der Hämodialyse ist, ist sie in der Klinik 5 Keine Zeit zum Kochen 5 Sie ist gefangen, weil sie nicht reisen oder ausgehen kann, um persönliche Dinge zu tun 2 Das Gefühl, keine Zeit für etwas anderes zu haben 7 2 Das tägliche Leben völlig verändern 10 Das Leben im Krankenhaus mit Tochter 6 Die anderen Kinder sind oft ohne ihre Mutter 4 Der Sohn gewöhnt sich daran, seine Mutter nicht mehr zu Hause zu sehen 6 Der Sohn bleibt mehr bei der Nachbarin, da der Vater arbeiten muss, um das Haus zu erhalten 6 Kleine Kinder, die die Anwesenheit der Mutter fordern 3 Mit den anderen Kindern war es schwierig, weil sie sich selbst versorgen mussten 3 Sie vertrauen darauf, dass sich jemand zu Hause um ihre Tochter	Die Grenzen des täglichen Lebens	DAS GEFÜHL,

kümmert, wissen aber, dass dies nicht mit der Betreuung durch eine Mutter vergleichbar ist 5 Sie stillt kaum ihre andere Tochter 5 Ich vermisse es, eine anwesende Mutter zu sein, wie ich es wollte 6 Er vermisst seinen anderen Sohn und weiß, dass er ihn vermisst 6 Sie verliert Zeit, die nicht wiederkommen wird und die sie für die Betreuung ihrer anderen Kinder verwenden könnte, während sie einen Sohn an der Hämodialyse hat 4 Sie denkt an ihre Tochter, während sie ihren Sohn zu seiner Hämodialyse begleitet 5 Schlechtes Gewissen, weil sie nicht zu Hause ist, um ihren Sohn zur Hämodialyse zu bringen 4 Sie fühlt sich verärgert, weil sie die Aufmerksamkeit nicht mit ihren anderen Kindern teilen kann 3 Es ist schwierig, 4 zu teilen Sie wünscht sich, dass Gott ihr mehr Kraft gibt, um sich um ihre beiden Kinder zu kümmern und sich selbst aufteilen zu können 5 Hier und da den Kopf einziehen 4 Sie erkannte, dass sie sich auch um ihre anderen Kinder kümmern musste 3 Sie macht sich Sorgen um ihre drei Monate alte Tochter, die zu Hause nur vier Kilo wiegt 5 Nicht in der Lage zu sein, ihre anderen Kinder zu sehen, die in einer anderen Stadt leben 8 Hin- und hergerissen zwischen Heimdialyse und Hämodialyse 11	erkennen	DASS EINEM DIE HÄNDE GEBUNDEN SIND
Schlafen und an nichts denken während dieser vier Stunden Hämodialyse 2 Gefesselte Hände 4 Zu wissen, was passieren könnte, aber nichts dagegen tun zu können 4 Ich versuche, meinen Kopf zu senken und einzuschlafen, aber es gelingt mir nicht 5 Erkennen, wie schlimm und mühsam es ist, 3 Stunden zu sitzen Nicht stillsitzen zu können und aufstehen und gehen zu müssen 2 Den Aufenthalt in der Hämodialyse-Einheit nicht ertragen können 4 Austritt aus dem Hämodialysezimmer 3 Es ist ermüdend, nur dazustehen und 1 Es ist nicht schön, vier Stunden mit seinem Kind zu verbringen, weil man nicht stillsitzen kann 3 0 Kind schläft und hat nichts zu tun 5 Ich will, dass er das Blut sofort filtert, damit er gehen kann 1 Ungeduldig werden 2 Vier Stunden lang denken, dass etwas Gutes oder Schlechtes passieren könnte 6 Es ist schwer, direkt an der Seite seines Kindes zu sein 5 Verzweifelt, als ihr Sohn an der Hämodialyse erkrankt 2 Es war sehr traurig, ihren Sohn zu seiner Hämodialysebehandlung zu begleiten 4 Traurig über die Begleitung ihres Sohnes in Sitzung 3 Ein schlechtes Gewissen, weil sie ihren Sohn vier Stunden lang zur Hämodialyse begleiten musste 2 **Aufstehen mit "dieser Stimmung" an dem Tag, an dem Sie zur** Hämodialyse **kommen müssen** 2 Zu denken, dass ich das alles nicht verdient habe 2 Gelegentliches Weinen 4 Tief deprimiert sein 2 Er wurde jedes Mal traurig, wenn er zur Hämodialyse kam 6 Sehr empfindlich werden 2 Weinen bei der Hämodialyse 5 Sehr traurig über die Notwendigkeit Hämodialyse 10 Versucht, nicht vor ihrem Sohn zu weinen 1 Manchmal in der Ecke weinen 2 Zu Hause still sein und weinen 2 Kein Gefühl im Kopf hilft 3 Wohnen wütend 3 Unausgewogenheit und Bodenhaftung 3 Manchmal hatte ich das Gefühl, alles in die Luft zu werfen 4 Das Gefühl, keinen Verstand und keine Gedanken mehr zu haben 4 Nervös werden bei allem, was sie sagen 2	Es ist belastend, an der Hämodialyse zu bleiben	
Meinen Job aufgeben zu müssen 3 Vor der Hämodialyse hatte er ein normales Leben und ein Gehalt von 5 Prozent. Ich dachte, ich könnte arbeiten 2 Fehlende Arbeit 2 Der schwierigste Teil war, Job 3 zu verlassen. Früher finanziell unabhängig und jetzt von den Eltern abhängig sein 2 Es war sehr hart und schwierig, Job 3 zu verlassen Es war sehr schwierig, zwischen dem Verlassen der Arbeit und dem	Die Arbeit aufgeben zu müssen	

Bringen ihres Sohnes zur Hämodialyse hin und her zu wechseln 3 Es gefällt ihnen nicht, ihren Arbeitsplatz zu verlassen, von anderen abhängig zu sein und um finanzielle Hilfe zu bitten 3 Der Gedanke, dass er arbeiten könnte, während er seinen Sohn bei der Hämodialyse begleitet 2 Sie verlässt den Laden, um ihre Tochter zu holen 9 Ihren Sohn dafür verantwortlich machen, dass sie nicht arbeiten kann 8 Unfähig zu arbeiten, um ihre Tochter 10		
Traurig, dass ihr Sohn nicht mehr Ball spielen oder ins Schwimmbad gehen kann 1 Als sie sah, dass ihre Tochter ins Schwimmbad wollte und es nicht schaffte11 Es ist schmerzhaft, ihrem Sohn zu verheimlichen, dass er nicht essen kann 1 Sie macht sich Sorgen, dass ihre Tochter in der Schule nicht viel lernt, weil sie wegen der Hämodialyse abwesend ist 8 Sie sah, wie ihr Sohn gebückt ging, um den Katheter zu verstecken 3 Beobachtung, dass ihr Sohn nach Beginn der Hämodialyse mit seinen Mitschülern streitet 3 Zu sehen, wie ihre Tochter nicht zur Schule geht, weil sie schwach ist 6 nichts dagegen tun zu können, dass die Hämodialysepatienten mehr leiden als die Zuschauer10	Erkennen von Verlusten im Leben Ihres Kindes	

II. DER HÄMODIALYSE EINE NEUE BEDEUTUNG GEBEN

Das Phänomen **HEMODIALYSE EINE NEUE BEDEUTUNG GEBEN** setzt sich aus folgenden Kategorien zusammen: **PFLEGE IN DEN ALLTAG INTEGRIEREN, DEN MUT HABEN, DER WIRKLICHKEIT ins Auge zu sehen, SICH DURCH INTERAKTIONEN STÄRKEN** und **WARTEN AUF EINE NEUE NIER.**

Das Phänomen zeigt, dass die Mutter Erwartungen hat und Strategien entwickelt, um sich ständig an die Hämodialyse anzupassen und der Angst vor dem Tod durch die Hämodialysemaschine zu begegnen. Dieses Phänomen fasst Kategorien zusammen, die auf die Bewegung der Mütter hinweisen, die Betreuung ihres Kindes in ihr tägliches Leben zu integrieren: die Übernahme der Verantwortung, ihr Kind zur Hämodialyse zu begleiten, die Verpflichtung, die Medikamente zu verabreichen und die Funktion der Maschine anzuerkennen, das Überleben ihres Kindes zu garantieren, die Dekonstruktion von Phantasien, die mit dem drohenden Tod durch die Maschine verbunden sind.

Die Mütter sind sich bewusst, dass sie Frauen sind, die Mut brauchen, um einen Alltag zu bewältigen, der von der Pflege eines hämodialysepflichtigen Kindes oder Jugendlichen durchdrungen ist, und dass dieser Mut aus dem Wunsch erwächst, ihr Kind am Leben zu erhalten.

Während dieses Prozesses interagieren die Mütter mit der Familie, dem Personal und anderen Müttern. Diese Interaktionen, die die Mütter aufbauen, können ihnen helfen, mit der neuen Realität, ein maschinenabhängiges Kind zu haben, umzugehen. Als Ergebnis der Interaktionen findet ein Interpretationsprozess statt, der eine neue Art des Seins in der Kinder-Hämodialyse-Einheit fördert. Die Mütter definieren die Hämodialysebehandlung verfahrenstechnisch neu und fühlen sich dadurch gestärkt und in der Lage, die Erfahrung mit weniger Traurigkeit und Angst zu leben.

Die Nierentransplantation wird als die Möglichkeit für Mütter dargestellt, ihr Leben zurückzuerobern und ihre Kinder von der Hämodialyse-Maschine zu befreien. Allerdings werden der Ankunft einer Nierentransplantation unterschiedliche Bedeutungen zugeschrieben. Das Phänomen wird auch in Kategorien und Unterkategorien dargestellt, wie bei der ersten Kategorie.

1 EINBINDUNG DER PFLEGE IN DAS TÄGLICHE LEBEN

Die Kategorie steht für die Strategie, die die Mutter anwendet, um sich mit der Realität vertraut zu machen, mit der sie konfrontiert ist. Die Mutter übernimmt die Rolle, ihren Sohn zu seinen Hämodialyse-Sitzungen zu begleiten, und übernimmt die Verantwortung allein, weil sie sich als Mutter versteht und dies als ihre moralische Rolle ansieht. Sie verpflichtet sich zur Verabreichung der Medikamente und stellt sich den Schwierigkeiten, die mit der großen Menge an Medikamenten verbunden sind. Es kommt zu Konflikten zwischen den Müttern und ihren Kindern im Teenageralter, die durch den Widerstand des Sohnes gegen die Disziplin bei der Medikamenteneinnahme ausgelöst werden. Die Mutter beginnt zu erkennen, wie wichtig die Hämodialysebehandlung ist, um das Leben ihres Sohnes zu erhalten, und akzeptiert daher die Hämodialyse als Pflege- und Überlebensmaßnahme.

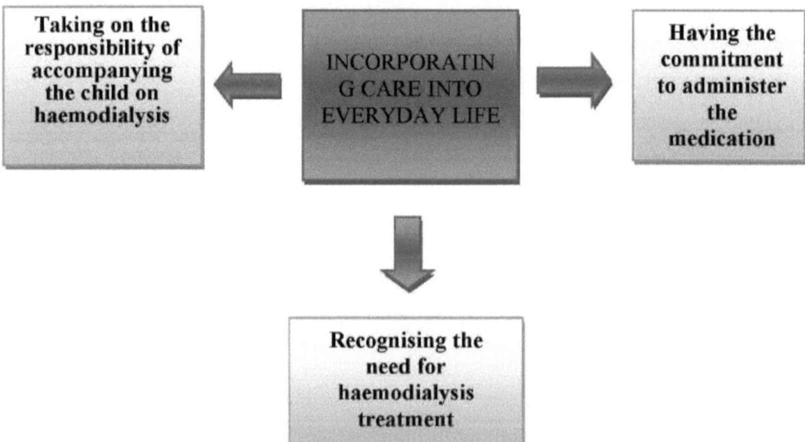

Diagramm 3 - Einbindung der Pflege in das tägliche Leben

1.1 Die Verantwortung für die Begleitung Ihres Kindes bei der Hämodialyse übernehmen

Während dieser Erfahrung wird den Müttern klar, dass die Verantwortung für das Bringen und Begleiten ihres Kindes bei ihnen liegt. Die Begleitung ihres Kindes zur Hämodialyse ist eine sehr schwierige Erfahrung, und die Versuche, sie mit anderen zu teilen, sind erfolglos und bringen oft Konflikte in die Familiendynamik.

ng ist schwierig, jemanden zu dgpendeq, weil *niemand kommen will.*

Selbst wenn Sie bezahlen, will Sie niemand ins Krankenhaus begleiten. Wenn Gott dir also Kraft gibt, darfst du das Schiff nicht verlassen. Man muss den ganzen Weg gehen. Also bin ich bis zum Ende bei ihm, solange er mich braucht."

"Es gibt niemanden, der jemanden mitbringt, weil niemand die Verantwortung übernehmen will - weil es eine Verantwortung ist und es nur die Mutter ist. Es ist also sehr schwierig."

"Ich bringe dieses Opfer, weil er von mir abhängt, weil er minderjährig ist und auf keinen Fall allein kommen kann. Ich konnte ihn nicht alleine kommen lassen, er ist mein Sohn und ich muss die Konsequenzen tragen.

-Neulich habe ich meinem Mann gesagt, dass ich aufgeben werde: - Schau, du gehst zur Hämodialyse, weil ich es nicht mehr aushalte! - Sagte ich und weinte. Und er sagte: - Wie soll ich denn arbeiten gehen? Ich habe ihm gesagt, dass es nicht schaden würde, wenn wir ihn mal zu einer Sitzung mitnehmen würden, es würde niemand hungern, aber er hat Angst, denn wenn etwas passiert, weiß er nicht, was er tun soll. Dann habe ich gesagt: - Der Unterschied ist, dass du nichts verstehst und schweigen musst und ich weiß, was los ist und muss auch schweigen. Wenn du also bei ihm bleibst, wirst du lernen, was ich gelernt habe. Ich weiß, dass ich stark bin."

1.2 Die Verpflichtung zur Verabreichung der Medikamente

Diese Unterkategorie steht für die Tatsache, dass die Medikamentengabe zu Hause für die Mütter zu einer täglichen Verpflichtung geworden ist. Sie berichten von der großen Menge an Medikamenten, die eingenommen werden müssen, und von der Notwendigkeit, diese Maßnahme in ihre Routine einzubauen. Wenn sie diese Aufgabe nicht teilen, fühlen sich die Mütter manchmal überfordert. Darüber hinaus fällt es Müttern von Teenagern schwer, Akzeptanz und Disziplin bei der Medikamenteneinnahme ihrer Kinder zu erreichen.

"Wenn *mein Mann einen Tag in der Woche seine Medikamente einnehmen würde, wäre das eine Erleichterung für mich. Er [sein Sohn] muss 16 Medikamente am Tag einnehmen, und zwar alle, und nicht nur einmal: Es gibt Medikamente, die dreimal am Tag eingenommen werden müssen; es gab eines, das fünfmal am Tag eingenommen werden musste. Das macht mich wahnsinnig."*

"Ich kümmere mich um die Medizin, denn wenn ich es nicht tue, nimmt sie sie nicht, und manchmal gebe ich ihr die Medizin und sie lässt sie auf dem Tisch liegen. - Nein, ich werde sie bald nehmen, ich weiß nicht was. Und dann versteckt sie sie oder wirft sie weg. Sie ist zu stur, um ihre Medizin zu nehmen.

"Ja, ich muss weiterreden: - Seht euch die Medizin an! Dann schreit sie: - Ich habe sie genommen! Ich schaue nach, du hast nichts genommen. Dann kommt er wütend herein

und kommt, um seine Medizin zu nehmen. Er missbraucht auch das Essen, er kann kein Stück essen, er will es so lange, bis er das Ende sieht, dann sage ich: - Ich mache es nicht mehr! Dann wehrt er sich: - Dann mach's nicht! Er streitet, ich streite auch, ich werde wütend. Er ist auch sehr jähzornig, ein Erpresser, verstehst du? Aber dann halte ich es nicht mehr aus, ich weine, weil ich so eine Heulsuse bin, dann wird er wütend und sagt: - Es war schlimm, es war schlimm... Und ich sage: - Schlimm? Du bist es, dem es schlecht geht, denn, mein Sohn, deine Mutter hat nichts mehr zu verlieren. Was habe ich zu verlieren, antworte mir? Du bist jung, wenn du dir nicht selbst hilfst, wird es *für dich noch schlimmer werden."*

1.3 Erkennen der Notwendigkeit einer Hämodialysebehandlung

Inmitten der Erfahrung von Schmerz und Leid verändern die Mütter ihr Verständnis der Abhängigkeit von der Hämodialysemaschine. Sie erkennen die Tatsache der Nierenerkrankung und die Bedeutung der Hämodialysebehandlung für den Erhalt des Lebens ihres Kindes angesichts der Unumkehrbarkeit der Diagnose Nierenversagen. Sie wissen, dass ein Todesrisiko besteht, aber dass das Verfahren ihr Kind schützt.

"Ich akzeptiere es, weil sie es braucht, wenn sie es nicht bräuchte, wäre es besser. So sehr, dass sie sagt, sie kommt nicht, und ich versuche mein Bestes, sie zu bringen, weil ich weiß, dass es für ihre Gesundheit ist. Denn wenn sie nicht kommt, wird es ihr schlechter gehen, sie muss kommen."

"Ich dachte, es sei eine Härte für ihn, ich dachte nicht, dass es ihm am Anfang half. Es gab Tage, an denen ich ihn gar nicht mitnehmen wollte, da habe ich gesagt: - Oh, ich nehme ihn heute nicht mit. Dann kam ich hierher, sagte es dem Team und sagte: - Ich wollte ihn heute gar nicht mitnehmen. - Du bist verrückt, wenn du deinen Sohn eines Tages nicht mitnimmst, wird er sterben. Das war beängstigend für mich. Jetzt kann ich es keinen Tag versäumen, ihn zu bringen, weil ich Angst habe. Ich habe Angst und denke, wenn ich ihn nicht bringe, werde ich ihn verlieren. Das war's dann für mich, ich akzeptiere ihn jetzt besser.

"Wie kann ein Mensch durch eine Maschine leben? Gott sei Dank! Können Sie sich vorstellen, wie viele Tote es gäbe, wenn es diese Maschinen nicht gäbe? Denn Nieren, meine Güte, das wusste ich alles nicht! Ich bin erstaunt, wie fortschrittlich die Medizin ist. "

Kasten 4 - Einbindung der Pflege in das tägliche Leben

Codes	Unterkategorien	Kategorien
Alles ist immer Mama 4 Ich muss nur die Mutter sein, das ist sehr schwierig 3 Schwierig, alles zu bewältigen 1 Nachdem sie sich daran gewöhnt hatte, sich allein um ihren Sohn zu kümmern 1 Es ist schwer, sich auf jemanden zu verlassen, weil niemand mitkommen will 2 Niemanden zu haben, der ihn zur Hämodialyse bringt, weil niemand diese Verantwortung übernehmen will 3 Jemanden zu suchen, der ihren Sohn bringt, aber niemanden zu finden 3 Selbst wenn Sie bezahlen, will niemand Ihr Kind ins Krankenhaus begleiten 2	Übernahme der Verantwortung für die Begleitung ihres Kindes bei der Hämodialyse	**EINBINDUNG DER PFLEGE IN DAS TÄGLICHE LEBEN**
Übernahme der Verantwortung für Medikamente 1 Alleine mit der Medikamentenversorgung beschäftigt sein 5 16 Medikamente pro Tag einnehmen zu müssen 4 Verzweifelt, weil er seiner Tochter 6 Medikamente pro Tag geben muss Ich werde verrückt, wenn ich das Medikament drei-, vier- oder sogar fünfmal am Tag verabreiche 4 Alleinige Verabreichung von Medikamenten 4 0 Ehemann macht Essen, wäscht Wäsche, nimmt aber keine Medikamente 4 Die korrekte Kontrolle der Medikamente ihrer Tochter, weil sie Angst hat, dass etwas passiert und sie sich schuldig fühlt 6	Verpflichtung zur Verabreichung der Medikamente	

Die Gewissheit, dass die Maschine ihrer Tochter nicht schaden wird 6 Ich gewöhne mich daran, denn wenn ich meine Tochter nicht zur Hämodialyse bringe, stirbt sie 10 Da die Mutter sieht, dass ihr Sohn gefährdet ist, sagt sie, dass sie eine Hämodialyse durchführen kann 4 Sie muss an der Hämodialyse bleiben, weil es das Beste für ihren Sohn ist 1 Ihr Sohn ist stark geschwollen und muss sich einer Hämodialyse unterziehen 4 Sie sieht, dass ihr Sohn ohne Hämodialyse gefährdet ist 6 Sie sieht, dass ihr Sohn ohne Hämodialyse nicht zurechtkommt 4 keinen Tag der Hämodialyse versäumen zu können, aus Angst, dass ihr Sohn stirbt 3 Hämodialyse zum Überleben nötig 5 Es wäre noch schlimmer, wenn ihr Sohn nicht an der Hämodialyse wäre 4 Akzeptieren, weil sie weiß, dass ihre Tochter 10 % braucht	Erkennen der Notwendigkeit einer Hämodialysebehandl ung	

2 DIE DEN MUT BRAUCHEN, SICH DER REALITÄT ZU STELLEN

Diese Kategorie stellt eine Strategie dar, die von den Müttern während dieser Erfahrung angewandt wird, da sie glauben, dass es Mut und Entschlossenheit erfordert, diese widrige Situation zu überstehen.

Die Mütter erkennen, dass sie Kraft brauchen, um ihre Präsenz als Begleiterinnen in der Kinder-Hämodialyse-Einheit aufrechtzuerhalten, da sie sich als Trägerinnen der lebenswichtigen Nahrung für die Existenz ihrer Kinder fühlen und die Verantwortung mit sich tragen, dafür zu sorgen, dass sie in der Welt bleiben, eine Erfahrung, die die Ausübung der mütterlichen Funktion ständig aktualisiert.

Sie stellen auch fest, dass diese Stärke den Glauben daran stärkt, dass ihr Kind überleben wird und dass sie die Ressourcen haben werden, um die ungewisse Zukunft zu bewältigen.

> "Ich *habe gesehen, dass ich nicht weiß, was er im Leben meiner Tochter vorhat, aber ich bitte dich, mir Kraft zu geben, immer an ihrer Seite zu sein, damit ich niemals aufgebe. Ich weiß, dass ich nie aufgeben werde, für das Leben meiner Tochter zu kämpfen."*

> *"Wenn es jemand anderes gewesen wäre, hätte ich es bis jetzt nicht verkraftet, aber da Gott uns Kraft gibt, denke ich, dass wir alles überwinden und weitermachen müssen, bis Gott es will. Und ich möchte auch, dass Gott ihm noch viele Jahre des Lebens schenkt, denn ich weiß, dass er noch lange leben wird."*

> *"Am Anfang ist man ein bisschen erschüttert von der Nachricht, aber dann fängt man an, stärker zu werden und nicht den Mut zu verlieren, sich nicht so viele Gedanken über das Problem zu machen, auch wenn sie es hat. Dann komme ich, ich mache die Behandlung schön, aber ich mache keine große Sache draus. Denn wir können praktisch nicht leben, wenn wir ständig über das Problem nachdenken, weder wir noch das Kind, oder? Man denkt: Was wird passieren? Was soll schon passieren? Wir müssen einen Schritt nach dem anderen machen."*

> *"Da ist diese Sache: - Ich werde mich der Hämodialyse stellen, mein Sohn braucht sie!*

Das hat er immer gesagt, also habe ich so weitergemacht, ich glaube, so habe ich Kraft gewonnen, ich habe Gott um Kraft gebeten und so weitergemacht. Eines Tages wird es schlimm, man muss ins Krankenhaus, aber man muss weitermachen, das Leben geht weiter. "

Kasten 5 - Wir brauchen Mut, uns der Realität zu stellen

Codes	Kategorie
Ein Krieger sein und sich allem stellen müssen 5 Zuerst dachte ich, ich hätte nicht die Kraft, 3 Jahre durchzuhalten. Zu wissen, dass es Gott ist, der mir die Kraft gibt, an der Hämodialyse zu bleiben 4 Sie bittet Gott um die Kraft, für ihre Tochter da zu sein und zu keinem Zeitpunkt aufzugeben 6 Stark bleiben und nicht nachlassen 9 Das Gefühl, dass Gott alles so vorbereitet, dass könnte Stärke 6 haben Gott um Kraft bitten, um das alles zu bewältigen 7	**DIE DEN MUT BRAUCHEN, SICH DER REALITÄT ZU STELLEN**

3 STÄRKUNG DER WECHSELWIRKUNGEN

Die Mütter fühlen sich durch die Unterstützung ermutigt, die sich aus den sozialen Interaktionen ergibt, die sie im Laufe der Erfahrung erfahren. Sie kommunizieren ständig mit dem Gesundheitsteam, mit den anderen Müttern in der Station, mit ihren Familien und mit ihren eigenen Kindern. Die Unterstützung bringt Erleichterung, Trost und Halt.

Die Interaktion ermöglicht eine Neudefinition der Realität und damit eine Veränderung des Verhaltens und der Handlungen. Die Interaktionen ermöglichten es also, neue Bedeutungen für die Hämodialysebehandlung zu konstruieren.

Diese Kategorie setzt sich aus den folgenden Unterkategorien zusammen:

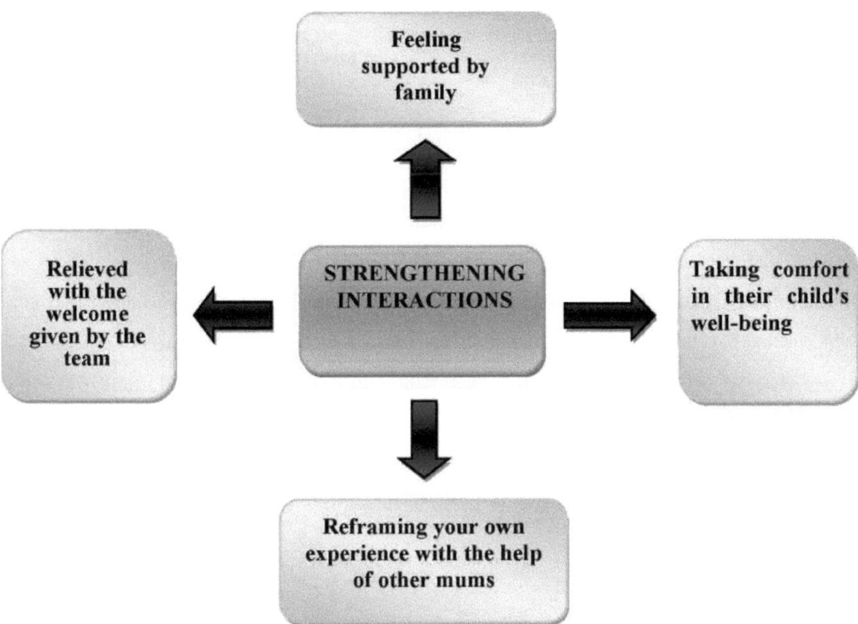

Diagramm 4 - Verstärkung der Interaktionen

3.1 Erleichtert über den Empfang durch das Team

Die Mütter fühlen sich durch die Bereitschaft des Teams, ihnen die Funktionsweise der Maschine zu erklären, willkommen. Die Mütter stellen dem Team Fragen über das Hämodialysegerät und lernen nach und nach, wie es funktioniert. Auf diese Weise fühlen sie sich sicherer und haben weniger Angst, wenn sie ihr Kind an das Hämodialysegerät angeschlossen sehen. Die vom Team vermittelte Realität der Behandlung wird ihnen vertrauter.

Wenn das Team erklärt, wie das Gerät funktioniert, stellt es einen Pflegevorgang dar und ist keine Bedrohung mehr für das Leben des Kindes, was eine Änderung des mütterlichen Verhaltens und ein weniger konfliktreiches Zusammenleben mit dem Gerät ermöglicht. Die Vertrautheit mit dem Gerät ist größer und es ist nicht mehr unbekannt und bedrohlich.

> *"Ich frage mich: - Kann das passieren? Warum passiert das? Dann sieht man, was mit der Person passiert und so weiter. So bekomme ich mehr Erleichterung."*
>
> *"Du weißt, wie neugierig ich bin, oder? Ich habe alles gelernt, und das hat mir die Angst genommen. Ich war neugierig, ich habe immer wieder gefragt, was Flux ist, ich weiß nicht was. Jetzt weiß ich es. Jetzt weiß ich alles, was sie sich an der Maschine ansehen werden. Ich will lernen."*
>
> *"Heute kann ich mir die Maschine ansehen, ohne Angst zu bekommen, denn die Mädchen haben mit mir gesprochen, mir alles erzählt, was es bedeutet, das Bad, was sie verliert, was sie gewinnt, so dass ich all das akzeptieren und es anschauen kann,*

ohne zu verzweifeln. Nur wenn sie wirklich krank ist, gibt es keinen einzigen Menschen, der sein Kind liebt, der keine Angst hat. Sogar die Fachleute, nicht wahr? Es ist eine Maschine, es ist kein Mensch, es ist eine Maschine.

Die Mütter erkennen das Engagement der Ärzte und Krankenschwestern an, die sie willkommen heißen und in die Behandlung des Kindes oder Jugendlichen investieren. Die Bindung und das Vertrauensverhältnis, das zu den Fachleuten aufgebaut wird, ermöglichen es den Müttern, sich während der Erfahrung ermutigt zu fühlen. Sie schätzen die aufmerksame Betreuung durch das Team und die Möglichkeit eines Dialogs, der sich nicht nur auf Fragen zum Verfahren und zum klinischen Zustand beschränkt, sondern auch auf Zuneigung, Ängste und Wünsche.

Nur eine der befragten Personen berichtete von Konflikten mit dem Team und dem damit verbundenen Leid, das sie dazu veranlasste, eine Überweisung an eine Hämodialyse-Einheit in ihrer Heimatstadt zu beantragen. Der Konflikt entsteht durch ein Kommunikationsproblem zwischen der Mutter und dem Team, das bei der Mutter großes Unbehagen und Misstrauen gegenüber der Behandlung ihres Sohnes hervorruft.

"Sie sind großartig. Wenn ich nicht so ein Team hätte, wüsste ich nicht einmal, ob ich in der Lage wäre zu bleiben, weißt du? Wenn ich verzweifelt bin, sind sie geduldig, sie kommen vorbei und reden mit mir. - Sieh mal, C., so ist das. Ich muss einfach diesen Menschen danken, die Gott mir und meiner Tochter in den Weg gestellt hat."

"Das Personal ist so nett! Das Personal war immer bemüht, mich zu beruhigen. Was hier hilft, ist das Personal, der Ort. Hier fühlt man sich nicht wie in einem Hämodialysezentrum, oder? Es heitert die Kinder auf, es heitert uns auf."

"Ich habe in den Ecken geweint, dann habe ich gedacht: Ich bin arm, aber ich mag es nicht, wenn man mich erniedrigt. Ich mag es nicht, wenn man wütend auf mich ist. Ich mag es, wenn jemand kommt und in Ruhe mit mir spricht. Ich will eine Überweisung, denn ich will nicht, dass mein Sohn hier betreut wird."

3.2 Gefühl der Unterstützung durch die Familie

Die Hilfe der Familie ist wichtig für die Neuorganisation des täglichen Lebens und die Anpassung an die von den Müttern erlebten Veränderungen. Die Neuverteilung der Rollen innerhalb des Familiensystems ist von wesentlicher Bedeutung für die Bewältigung der Schwierigkeiten, die sie während der Erfahrung erfahren haben. Die Mütter bezeichnen die Maßnahmen einiger Familienmitglieder als äußerst wichtig, wie z. B. die Übernahme der finanziellen Verantwortung durch den Vater, die Hilfe von Brüdern und Schwagern bei der Fahrt von zu Hause zur Hämodialyse, die Betreuung der anderen Tochter durch die Schwester, während sie den Sohn zur Hämodialyse begleitet.

Das Verständnis für die Familie ermöglicht es den Müttern, sich bei der Begleitung ihrer

Kinder in einer Kinder-Hämodialyse-Einheit unterstützt zu fühlen.

Mit Hilfe der Familie erkennen die Mütter Verhaltensweisen an sich, die sie nicht wahrnehmen konnten, und versuchen, sie zu ändern. Sie nehmen sich selbst als ruhiger und erleichterter wahr.

"Mein Mann lässt sich von der Arbeit beurlauben, fährt los und holt mich hier ab. Wir wissen nicht, wann das sein wird. Ich versuche zu sehen, ob ich den Lieferwagen bekommen kann, um es für ihn einfacher zu machen.

"Mein Mann hat zu keiner Zeit 'nein' zu mir gesagt, er hat sich auch nie geweigert, etwas für meine Tochter oder für mich zu tun. Sehen Sie, er arbeitet, wenn er von der Arbeit nach Hause kommt, kommt er direkt hierher, dann bleibt er zwanzig Minuten und geht wieder, nur um uns zu sehen. Ich habe jemanden an meiner Seite, der mir Kraft gibt, denn ich glaube nicht, dass ich es ohne ihn geschafft hätte."

"Sogar mein Nasido No hat immer gesagt: - Wow, du bist wirklich gestresst! Ich kam nach Hause und sah das Haus in Unordnung, ich fing an zu fluchen, ich fing an zu streiten. Da habe ich gemerkt, dass es schwierig für mich ist. Und dann fing mein Mann an zu sagen: - Beruhige dich, du musst es ruhig angehen lassen. Das hat mir geholfen, oder? Aber jetzt merke ich, dass ich ruhiger geworden bin, aber am Anfang war ich sehr nervös."

3.3 Reframing der eigenen Erfahrungen mit Hilfe anderer Mütter

Angesichts eines Hämodialysealltags, der die Mütter an die Maschine fesselt und sie traurig macht, knüpfen sie Beziehungen zu anderen Müttern, die die gleiche Erfahrung machen, während sie mit ihren Kindern in der Kinder-Hämodialyseeinheit sind. Diese Koexistenz wird als zufriedenstellend empfunden und fördert den Dialog.

Dialoge, Informations- und Erfahrungsaustausch ermöglichen es den Müttern, ihre Gefühle und Erfahrungen mitzuteilen und sich bei der Bewältigung der schmerzhaften Erfahrung unterstützt und begleitet zu fühlen. Die Mütter freuen sich, dass sie sich nützlich fühlen und in der Lage sind, sich um andere zu kümmern, die gerade erst auf ihrem Weg sind.

mit ihren Kindern umzugehen, ihr Gepäck mit ihnen zu teilen, ihnen etwas Sinnvolles anzubieten.

Die Interaktionen zwischen ihnen führen zu einer neuen Sichtweise auf die Behandlung ihres Kindes, da eine Mutter feststellt, dass es eine andere Mutter gibt, die weiter weg wohnt und ein Kind mit einer schwereren Krankheit hat, und somit ihre eigenen Erfahrungen neu bewertet.

Wir reden viel, jeder erzählt von seinem Kind, wie es hierher gekommen ist. Einige wohnen weit weg, andere näher, aber wir reden viel, wir gehen zusammen essen, wir kommen zurück, wir haben eine gute Beziehung.

"Es hat mir geholfen, mich zu beruhigen, denn wir reden, wir sehen, dass nicht nur ich ein Problem habe, sondern dass es noch SCHLIMMERE gibt als mich.

"Als er den Katheter einführen wollte, habe ich sehr geweint, ich dachte nicht, dass er aus dem Zimmer herauskommen würde, weil er noch nie operiert worden war. Dann kam eine Mutter herein und beruhigte mich, indem sie mir sagte, dass ihrer Tochter bereits ein Katheter gelegt worden war, richtig? Dann wurde ich ruhiger. "

3.4 Trost spenden, indem sie das Wohlergehen ihres Kindes anerkennen

Die Mutter erkennt, dass die Hämodialysebehandlung ihrem Sohn eine klinische Verbesserung ermöglicht. Die Tatsache, dass es ihrem Sohn durch die Hämodialyse besser geht, bringt die Mutter dazu, die Realität zu akzeptieren, die ihr aufgezwungen wird, und allmählich das Imaginäre zu dekonstruieren, das von der Unmittelbarkeit des Todes in der Maschine durchdrungen ist. Infolgedessen wird eine neue Bedeutung in Bezug auf die Hämodialyse konstruiert, die es der Mutter ermöglicht, die Behandlung neu zu bewerten, eine größere Akzeptanz zu haben und sich durch die Verbesserung ihres Sohnes mehr getröstet und sicher zu fühlen.

"Ich habe mir keine Sorgen mehr gemacht, ich habe gesehen, dass es ihr überhaupt nicht geschadet hat, es wurde einfach besser, oder? Dann wurde ich ruhiger, mir wurde klar, dass es kein Problem gibt, es geht ihr wirklich gut. Die Ärztin sagte, dass sie sich gut entwickelt, dass die Hämodialyse ihr sehr gut tut, dass sie sogar ihre Medikamente reduziert, richtig? Sie sagt, dass es gut funktioniert, dass ihr Kreatinin sinkt, denn die Niere hat nicht aufgehört zu funktionieren, sie hatte nur eine sehr veränderte Funktion und jetzt funktioniert sie wieder."

Kasten 6 - Stärkung der Interaktionen

Codes	Unterkategorien	Kategorie
Das Team, das Mutti hilft, im Raum 4 zu sein Das Team möchte die Mütter beruhigen 4 Überwindung des Schreckens durch Gespräche mit den Ärzten 2 Vertrauensbildung in Team 2 Ein gutes Verhältnis zum Team 3 Ohne das Team 6 wäre sie nicht in der Lage gewesen, bei ihrer hämodialysepflichtigen Tochter zu bleiben. Er lässt es ruhig angehen, weil er sich mit Team 2 angefreundet hat. Ruhiger werden nach dem Gespräch mit dem Arzt 5 Die Frage, was Fluss war und jetzt wissen 4 Beruhigung durch die Krankenschwester, die 3 Verringerung der Angst, die sie zu Beginn der Hämodialysesitzungen empfand, indem sie neugierig war, Fragen stellte und sich über das Gerät informierte 4 Sie fühlte sich erleichtert, als das Team ihr erklärte und sie anleitete, was sie tun und was sie nicht tun sollte 1 Abhilfe schaffen, indem man das Team fragt, das weiß, was los ist 1 Dass das Team alles genau erklärt hat, hat dazu beigetragen, dass der Schreck überwunden wurde 1 Heute kann ich die Maschine sehen, weil das Team mit mir spricht und mir erklärt, was die Badewanne 6 bedeutet. Sich besser fühlen, indem man herumläuft und andere Ärzte um Informationen bittet 1	Erleichtert über den Empfang durch das Team	

Sie können auf eine große Unterstützung durch Ihre Familie zählen 3 Ihre Schwester brachte manchmal ihre andere Tochter ins Krankenhaus, damit ihre Mutter sie stillen konnte 5 Sie verlässt sich darauf, dass ihre Nichten ihren Sohn zur Hämodialyse bringen, wenn sie anderswo Medikamente besorgen muss 3 Mit dem Geld, das sie von ihrer Schwester bekommen hat, hat sie das Auto und die Schulden abbezahlt und die Milch für ihren Sohn gekauft 4 Um Hilfe bitten und die Familie hilft 1 Der Ehemann erkennt die Arbeit im Haushalt an und führt sie aus 4 Mit Hilfe ihrer Mutter, die zu Hause alles vorbereitet hat 2 Die Tochter hilft ihrem Bruder beim Duschen und Umziehen, nachdem der Schlauch und der Katheter eingeführt worden sind 1 Ich hatte viel Hilfe von meinen Nichten 3 Fühlt sich glücklich, ihren Bruder zu haben, der sie manchmal zur Hämodialyse fährt1 Die Unterstützung der Familie half, die Angst zu überwinden1 Es beruhigt sie, dass ihre Schwester ihre Tochter jede halbe Stunde zum Stillen in den Anmeldungsraum des Krankenhauses bringt, während ihr Sohn an der Hämodialyse ist. Ehemann immer an meiner Seite 1 Jemanden an meiner Seite zu haben, der mir Kraft gibt, denn ohne ihn könnte ich es nicht tun 6 Die Bitten ihres Mannes um Ruhe halfen ihr, die Veränderungen zu bewältigen 3 Mit Familienmitgliedern ruhiger bleiben können, indem man ihnen eine Berührung gibt 3 Ihr Mann merkte, dass sie gestresst war 3	Sich von der Familie unterstützt fühlen	**STÄRKUNG DER WECHSELWIRKUNGEN**
Versuchen Sie, sich abzulenken, indem Sie mit anderen Müttern sprechen 3 Viel mit den anderen Müttern reden 1 Ein gutes Verhältnis zu anderen Müttern haben 1 Eine Affinität zu einigen Müttern haben 4 Gemeinsam zu Mittag essen und gemeinsam zur Hämodialyse gehen 1 Viel miteinander reden 1 Hilfe bei der Bewältigung von allem durch die Freundschaft mit den anderen Müttern 3 Das Gefühl, dass es gut ist, mit anderen Müttern zu sprechen 3 Sich gut fühlen, wenn man Freundschaften mit anderen Müttern schließt 4 Mit Müttern sprechen, um ihnen den Schrecken zu nehmen 2 Informationen über die Hämodialyse von anderen Müttern, deren Kinder an der Hämodialyse teilnehmen 2 Hämodialyse verstehen, wenn Mütter sagen, dass es nicht so ist, wie sie denken 3 Ich konnte mich beruhigen, als mir eine andere Mutter den Katheter 3 erklärte. Verhaltensänderung im Zusammenleben mit den Opfern anderer Mütter 8 Sie dazu bringen, sich gegenseitig zu helfen 4	Die eigene Erfahrung mit Hilfe anderer Mütter neu gestalten	
Sie verlässt die Hämodialyse mit ihrem Sohn, als ob er normal wäre 4 Ihre Tochter spielt zu Hause wie ein normales Kind nach der Hämodialyse 6 Tochter wird mit Hämodialyse besser 6 Der Sohn entwickelt sich wirklich nach der Hämodialyse 2 Tochter wird schlaff, wenn sie flüssiges und schmutziges Blut hat 6 Gewöhnung an das Hämodialysegerät, weil sie ihren Sohn gut sieht 2 Erleichterung darüber, dass ihr Sohn während seiner Hämodialysebehandlung nicht erkrankt ist 1 Die Gewissheit, dass es ihrem Sohn besser ging, half ihr, die 3 Sie hat kein Problem damit, ihre Tochter zur Hämodialyse zu bringen, denn sie weiß, dass es ihrer Tochter gut gehen wird 6 Sie fühlt sich erleichtert, weil sie weiß, dass es zum Wohle ihres Sohnes ist 3 Reduzierung der Medikamente bei der Hämodialyse 9 Die Niere arbeitet wieder mit Hämodialyse 9 Sie war nicht mehr beunruhigt, weil sie erkannte, dass die Hämodialyse ihrer Tochter nicht schadete 9	Trost spenden, indem sie das Wohlergehen ihres Kindes anerkennen	

4 WARTEN AUF EINE NEUE NIERE

Die Mütter haben Erwartungen, was den Erfolg der Transplantation und die Möglichkeit einer besseren Lebensqualität für das Kind und sich selbst angeht, aber gleichzeitig sind sie vorsichtig wegen der mit der Transplantation verbundenen Risiken.

Es zeigt sich also, dass Mütter zwischen Gewissheit und Ungewissheit auf die Nierentransplantation warten. Einige Mütter begleiten ihre Kinder bei der Hämodialyse und kommen in Kontakt mit Kindern, die erfolgreich transplantiert wurden, was sie hoffnungsvoller macht. Andere sehen in der Transplantation die einzige Chance, ihr Leben zurückzugewinnen und sich von der Maschine zu befreien, die sie gefangen hält. Andere fürchten sich vor den Risiken der Operation, weil ihre Kinder so verletzlich sind, und auch Mütter, die nur wenig über das Nierenersatzverfahren wissen. Für einige ermöglicht die Thematisierung dieser unbekannten Zukunft, ihr "Nichtwissen" zu erkennen, ihre Ohnmacht gegenüber dem Neuen, das vor ihnen auftauchen könnte, was eine intensive Fremdheit erzeugt.

Diese Kategorie setzt sich aus den folgenden Unterkategorien zusammen:

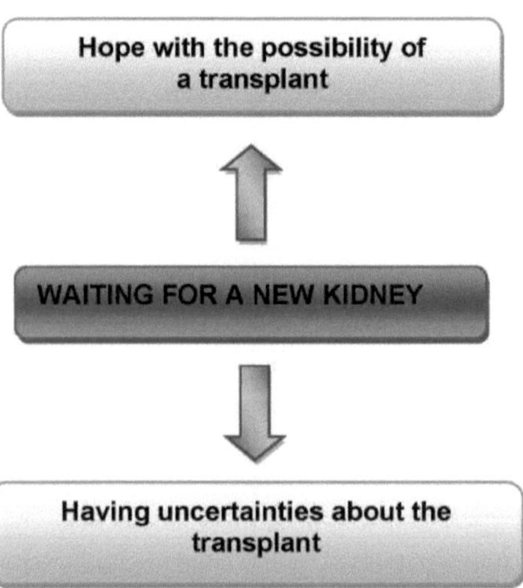

Diagramm 5 - Warten auf eine neue Niere

4.1 Hoffnung mit der Möglichkeit einer Transplantation

Die Transplantation signalisiert, "wohin" die Behandlung geht, und ermöglicht es der Mutter, sich in die Zukunft zu versetzen. Die Transplantation gibt ihr einen Ausblick auf eine Zukunft ohne Abhängigkeit von

Maschine und die Möglichkeit, ihre Lebensroutine vor Beginn der Hämodialyse wieder aufzunehmen. Sie wollen, dass die Transplantation vorgezogen wird, damit sie sich von dem durch die Maschine eingeschränkten Leben befreien können. Die Erwartung, dass die Transplantation den Müttern mehr Erleichterung verschafft.

> "Wenn er *jetzt weitermachen muss, wäre es mir lieber, er hätte die Transplantation, denn es ist schwierig, es behindert sein Studium, es behindert sogar mich, ihn hierher zu bringen. Ich dachte, ich würde dieses Jahr einen Kurs machen, aber ich werde nicht mehr in der Lage sein, es zu tun. Denn in den Stunden, in denen ich hier bin, müsste ich zu Hause sein.*
>
> *"...Es ist also an der Zeit, dass er die Transplantation bekommt und ich werde es ihm sagen: - Wenn du das tust, wirst du heilen und Mama wird wieder arbeiten. Das sage ich ihm jeden Tag. Das ist meine Erwartung, und ich vertraue auf Gott, dass es so bald wie möglich geschieht, ich hoffe, es wird nicht viele Jahre dauern, nicht einmal zwei oder drei Jahre."*

4.2 Unsicherheiten bei der Transplantation

Die Wartezeit für die Transplantation ist unbestimmt. Die Mütter stellen sich zu unterschiedlichen Zeitpunkten des Prozesses vor: Es gibt diejenigen, die ihr Kind auf der Transplantationsliste haben und gespannt auf den Anruf des Nierenkrankenhauses warten, und es gibt diejenigen, die ihr Kind nicht auf der Transplantationsliste haben und auf einen Anruf zur Beurteilung warten. Es gibt Unsicherheiten über das Verfahren, ob ihr Kind auf der Transplantationsliste steht oder nicht. Sie haben Angst und Sorge, ihre Kinder den mit dem Verfahren verbundenen Risiken auszusetzen und damit auch der Möglichkeit des Todes.

> *"0 Transplantation ist vorerst eine verwirrende Sache... einige Kinder haben eine Transplantation und es geht ihnen gut, andere nicht, andere akzeptieren es nicht, man muss also auf alles vorbereitet sein."*
>
> *"Ich habe schreckliche Angst vor der Transplantation. Mein kleines Mädchen hat bereits acht Operationen hinter sich, für mich ist das viel für ein 10-jähriges Kind.*
>
> Jahre, eine Menge Operationen und die Transplantation steht noch bevor, oder? Ich habe Angst, dass es nicht klappt, dass sie abgestoßen wird... Ich wünschte, sie bräuchte keine Transplantation, oder? Dass ihre Niere *wieder normal funktionieren* kann.
>
> *"Es ist eine Sache, dass man nicht weiß, ob man transplantiert wird und es funktioniert, ob man transplantiert und lebt oder ob man transplantiert und stirbt, denn es gab hier einen, der gestorben ist, J., der Junge hat fünf Jahre auf seine Niere gewartet, an dem Tag, an dem er seine Niere bekam, ist er gestorben. Ich habe also diese Angst, aber ich muss warten, ich habe diese Angst, aber ich muss mich ihr stellen. Ich muss mich der Realität stellen, dass dies nur von Gott abhängt. Wenn Gott will, dass sie lebt, wird sie leben, wenn er sie nehmen will, muss ich mich beherrschen, muss ich mich damit abfinden".*

Kasten 7 - Warten auf eine neue Niere

Codes	Unterkategorien	Kategorien

Sie akzeptieren die Hämodialyse besser, weil sie hoffen, dass ihr Sohn ein Transplantat bekommt 3 Die Erkenntnis, dass die Hämodialyse eine Behandlung ist und im Laufe der Zeit eine Transplantation 5 Andere Kinder zu sehen, die erfolgreich transplantiert wurden 9 Bis zum Ende durchhalten, bis zur Transplantation 2 Sie betet dafür, dass ihr Sohn keine Hämodialyse mehr benötigt, und wünscht sich, dass ihr Sohn eine Transplantation erhält, wenn er weiterleben soll 1 Er wünscht sich für die Zukunft seines Sohnes, dass er die Transplantation erhält und sich so schnell wie möglich erholt, damit er wieder arbeiten kann 3 Mit dem von Gott vorbereiteten Transplantat kann er die Hämodialyse absetzen und den Katheter entfernen 3 In der Hoffnung, dass es nicht zwei oder drei Jahre dauert, bis die Transplantation 3 Sie wünscht sich, dass die Transplantation ihren Sohn gesund macht 7 In der Hoffnung, dass die Transplantation das Leben ihres Sohnes verändern wird 8 Gott bitten, dass die Transplantation bald stattfinden kann 8 Ich möchte, dass die Transplantation schnell erfolgt 10 Sehen, wie Kinder nach einer Transplantation gesund werden 11 Ich bin zuversichtlich, dass die Transplantation so bald wie möglich stattfinden wird 3 Beruhigung über die Möglichkeit einer Transplantation 5 Sie verlassen sich auf die Transplantation, um mehr Zeit für ihre anderen Kinder zu haben 8	Hoffnung mit der Möglichkeit einer Transplantation	WARTEN AUF EINE NEUE NIERE
Transplantation ist immer noch etwas verwirrend 7 Die Möglichkeit haben, zu trainieren und manchmal nicht 7 Sie müssen für den Fall vorbereitet sein, dass der Körper Ihres Kindes die Niere nicht annimmt 7 Befürchtungen wegen der Transplantation 9 Angst, dass die Niere abgelehnt wird 9 Die Angst vor dem Tod in der Transplantation bekämpfen 10 Sie wünscht sich, dass ihre Tochter keine Transplantation braucht 9 Das Kind, das an dem Tag stirbt, an dem es seine 10. Niere bekommt Es hat keinen Sinn, eine neue Niere zu bekommen, wenn es nicht klappt 6	Unsicherheiten bezüglich des Transplantats	

III. IHR LEBEN IN EINER MASCHINE GEFANGEN HALTEN

Auf der Grundlage der Analyse der Phänomene und der Art und Weise, wie sie in der Erfahrung der Mutter miteinander interagieren, konnte die zentrale Kategorie **IHR LEBEN VON EINER MASCHINE ÜBERNOMMEN sehen** identifiziert werden, die die Phänomene **SEHEN, WIE DAS LEBEN IHRES KINDES VON EINER MASCHINE ÜBERNOMMEN WIRD, UND DER HEMODIALYSE EINE NEUE BEDEUTUNG GEBEN,** integriert.

Die Erfahrung der Mutter wird zunächst durch **Ausdrücke wie "es ist beängstigend", "er wird an der Maschine sterben", "die Maschine wird meinem Sohn das ganze Blut aussaugen"** dargestellt. **Der Prozess** umfasst **jedoch** auch die Strategien, die die Mütter anwenden, um sich von der Vorstellung zu distanzieren, dass das Leben ihres Kindes von der Hämodialysemaschine ausgesaugt wird, und nach Möglichkeiten zu suchen, sich an die Krankheit anzupassen.

Das Phänomen **SEHEN, WIE DAS LEBEN DES KINDES VON DER MASCHINE GESAUGT WIRD**, setzt sich aus den Kategorien: **ERLEIDEN DER EINWIRKUNGEN DER EXISTENZ DER HEMODIALYSE** und **FÜHLEN DER GESCHLAGENEN HÄNDE**

zusammen.

Der Beginn des Prozesses ist dadurch gekennzeichnet, dass die Mütter **von der Existenz der Hämodialyse betroffen sind**, was sich durch Erschrecken, Angst vor dem Unbekannten und Verleugnung der Notwendigkeit der Hämodialyse äußert. Die Mütter betreten ein neues Universum, ohne sich dafür entschieden zu haben, darin zu leben. Die Information, dass ihr Kind eine Hämodialyse benötigt, erschreckt sie. Sie akzeptieren zunächst nicht die Realität, die ihnen präsentiert wird.

Die Mütter fürchten die Möglichkeit, dass ihr Kind an der Maschine stirbt, da sie das Verfahren nicht kennen und es angesichts der Zerbrechlichkeit ihres Kindes als aggressiv empfinden, und konstruieren Überzeugungen, die den Blutkreislauf an der Maschine mit dem Ausbluten ihres Kindes in Verbindung bringen.

Für die Mütter ist die Möglichkeit, dass ihr Kind stirbt, real und beunruhigend. Das Hämodialysegerät, ein beängstigendes und unbekanntes Objekt, stellt eine Bedrohung für das Leben dar und verlangt von ihnen ständige Wachsamkeit, wenn ihr Kind sich dem Verfahren unterzieht.

Während der Erfahrung empfinden sich die Mütter **als BEHANDELT.** Die Mütter werden mit intensiven Veränderungen in ihrem täglichen Leben konfrontiert, die dazu führen, dass sie sich in der Pflege ihres Kindes an der Hämodialyse-Maschine gefangen fühlen, und sie haben das Gefühl, dass ihre Handlungsfähigkeit behindert wird.

Sie haben keine Freizeitaktivitäten und weniger Zeit für den Haushalt und die Selbstfürsorge. Darüber hinaus führt **die Tatsache, dass ihr Leben von einer Maschine übernommen wird**, dazu, dass sie sich von ihren anderen Kindern entfernen, um das kranke Kind zu begleiten. Dies führt dazu, dass sie sich ständig Sorgen um ihre anderen Kinder machen, da sie merken, dass sie nun weniger Zeit für sie haben.

Mütter, **deren Leben von einer Maschine übernommen wurde**, haben Schwierigkeiten, weiter zu arbeiten, da sie die Verantwortung übernehmen, ihre Kinder zur Hämodialyse zu begleiten. Sie sind entschlossen, sich um ihr maschinenabhängiges Kind zu kümmern, und müssen ihre Arbeit aufgeben, um den neuen Tagesablauf der Behandlung ihres Kindes zu gewährleisten.

Durch die neue Routine, ihr Kind zur Hämodialyse zu bringen, wird **ihr Leben von einer Maschine übernommen.** Sie empfinden die Anwesenheit bei den Hämodialyse-Sitzungen als lästig und unangenehm, was zu Müdigkeit und Ungeduld führt. Sie fühlen sich als Zuschauer der Sitzungen und ihre Hände sind ihnen gebunden. Die Traurigkeit wird durch das Gefühl ausgelöst, dass der Tod des Kindes unmittelbar bevorsteht, und zwar in einem bedrohlichen Umfeld, das den Alltag der Mutter stark verändert und ständige Anpassungen erfordert.

Die Mütter erkennen, dass ihre Kinder erhebliche Einbußen bei der Ernährung und der Teilnahme an Freizeit- und Schulaktivitäten haben. Angesichts dieser Situation sind sie besorgt und ihnen sind die Hände gebunden, diesen Zustand zu ändern.

Indem sie diese Erfahrung machen und mit anderen Müttern, dem medizinischen Team, ihrem Kind und Familienmitgliedern interagieren, **geben** sie **der Hämodialyse eine neue Bedeutung**.

Das Phänomen **HEMODIALYSE EINE NEUE BEDEUTUNG GEBEN** besteht aus den Kategorien: **PFLEGE IN DEN ALLTAG INTEGRIEREN, MUT ZUR REALITÄT HABEN, DURCH INTERAKTIONEN STÄRKEN** und **AUF EINE NEUE NIERE WARTEN.**

Die neuen Bedeutungen helfen der Mutter, mit der Erfahrung fertig zu werden, dass sie ihren Sohn zur Hämodialyse begleitet**, weil ihr das Leben von einer Maschine genommen wurde.** Angesichts des Leidens, des Gefühls des Eingesperrtseins und der Angst vor dem bevorstehenden Tod ihres Sohnes beginnt sie eine Reihe von Überlegungen und Aktionen, die darauf abzielen, dieser Erfahrung einen neuen Sinn zu geben.

Die Mütter **integrieren die Fürsorge in ihr tägliches Leben.** In dem Maße, in dem sie **die Notwendigkeit einer** Hämodialysebehandlung **erkennen**, wird ihnen bewusst, dass das Verfahren ihr Kind vor dem Tod bewahrt, und die Hämodialysemaschine erhält eine neue Bedeutung - von der Bedrohung durch den Tod zu einem Ort, an dem Leben erhalten wird.

Die Mütter machen sich die Realität zu eigen, die, obwohl sie so schmerzhaft und von Schwierigkeiten und Einschränkungen durchdrungen ist, die Möglichkeit mit sich bringt, sich für den Erhalt des Lebens ihres Kindes zu entscheiden. Sie sehen sich in der Verantwortung, das Kind ständig mit Leben zu versorgen und ihre Mutterrolle permanent auszuüben. Sie sind sich ihrer Verantwortung bewusst, das Kind zu seinen Sitzungen zu begleiten, da oft kein anderes Familienmitglied diese Betreuung übernehmen kann oder will. Die Mütter sind an der Verabreichung der Medikamente beteiligt, auch wenn sie sich überfordert und allein fühlen.

Nachdem ihr Leben von einer Maschine übernommen wurde, verstehen sie, dass sie **den Mut haben müssen, der Realität ins Auge zu sehen**, und versuchen, die Kraft und Entschlossenheit aufzubringen, ihren Sohn weiterhin zur Hämodialyse zu begleiten und nicht aufzugeben, um sich der schwierigen und schmerzhaften Realität zu stellen, die sich ihnen bietet. Der Wunsch, nicht aufzugeben, ist mit dem Ziel verbunden, das Leben ihres Kindes zu erhalten und ihnen die Gewissheit zu geben, dass sie selbst in der Lage sind, mit dem zurechtzukommen, was sie in der Gegenwart erleben. Die Mütter sind sich darüber im Klaren, dass es Mut erfordert, durchzuhalten und sich nicht von einer ungewissen Zukunft überwältigen zu lassen.

Die Mütter **werden durch die Interaktionen gestärkt**, die sie im Laufe der Erfahrung erleben. Sie entwickeln eine vertrauensvolle Beziehung zum Team durch einen offenen Kommunikationskanal, durch den Themen der subjektiven Dimensionen der Mütter aufgenommen werden und fühlen sich ermutigt, obwohl ihr **Leben durch eine Maschine angehalten wird.**

Die Hämodialysemaschine ist nicht mehr unbekannt, da das Team erklärt, wie sie funktioniert. Die Mütter versuchen, durch Fragen an das Team herauszufinden, wie das Gerät funktioniert, und fühlen sich dadurch sicherer und haben weniger Angst vor dem möglichen Tod ihres Kindes. Auf diese Weise können sich die Mütter **durch den Empfang durch das Team beruhigen.**

Die Mütter entwickeln innerhalb der Kinder-Hämodialyse-Einheit sinnvolle Beziehungen und Solidaritätsbande und können **ihre eigenen Erfahrungen mit Hilfe anderer Mütter neu definieren**. Die Mütter definieren ihre eigene Erfahrung neu, indem sie erkennen, dass es Mütter in noch schwierigeren Situationen gibt, denen sie helfen können, indem sie ihnen helfen, Mut zu entwickeln. Die Interaktion zwischen den Müttern und die Möglichkeit, Erfahrungen auszutauschen, führt zu einem Identitätsgefühl, sie fühlen sich verstanden und in ihren Erfahrungen bestärkt. Auf diese Weise fühlen sie sich erleichtert und haben weniger Angst, wenn ihr Kind an das Hämodialysegerät angeschlossen wird.

Die Mütter stellen fest, dass sich die klinische Situation ihrer Kinder durch die Hämodialysebehandlung verbessert. Daher ist die Feststellung, dass es ihrem Kind unter der Hämodialyse gut geht, eine Bewältigungsstrategie, **da sie sehen, dass das Leben des Kindes von der Maschine gesaugt** wird. Mütter bemerken, dass ihr Kind eher bereit ist, zu spielen und an schulischen Aktivitäten teilzunehmen, und sie stellen fest, dass es sich schneller entwickelt. Die Interaktion mit dem Kind fördert eine Neudefinition der Behandlung, der es unterworfen ist, da sie nach und nach den Glauben der Mutter dekonstruiert, der von der Unmittelbarkeit des Todes in der Maschine durchdrungen ist, und so kann sie **sich trösten, indem sie das Wohlbefinden ihres Kindes erkennt.**

Die Anwesenheit der Familie ist für die Mutter in diesem Prozess, in dem **ihr Leben von einer Maschine übernommen wird,** unerlässlich. Die Familienmitglieder helfen ihr, ihr tägliches Leben neu zu organisieren, indem sie ihr helfen, die praktischen Anforderungen der Hämodialysebehandlung zu bewältigen, z. B. ihre anderen Kinder zu betreuen oder sie zur Station zu bringen, und sie bieten ihr emotionale Unterstützung; die Mutter **fühlt sich von ihrer Familie unterstützt.**

Die Mütter durchleben die Erfahrung und verändern durch ihre Handlungen/Interaktionen prozesshaft die Bedeutung, die sie der Hämodialyse geben; neue Gefühle und Überzeugungen werden ausgelöst, ebenso wie die Verhaltensweisen, die für die Umstellung erforderlich sind, die der Prozess der Bewältigung eines so schmerzhaften und gefürchteten Ereignisses wie der Hämodialyse eines Kindes erfordert.

Die Mütter **warten auf eine neue Niere** und hoffen, dass die Transplantation das Leben ihres Kindes erhält, ohne dass es auf die Maschine angewiesen ist. Das ist es, was die Mütter antreibt, eine ungewisse Zukunft zu ertragen. Sie sind sich sicher, dass sie weiterhin in Hämodialysesitzungen investieren werden, um ihr Kind am Leben zu erhalten, selbst wenn sie die Behandlung MIT DEM **LEBEN EINER MASCHINE** durchführen müssen.

Im Laufe des Prozesses wurde die Transplantation für sie und ihren Sohn als befreiend empfunden und als einzige Möglichkeit, das Leben, das sie zuvor geführt hatten, wieder aufzunehmen. Gleichzeitig haben sie Angst vor den mit der Operation verbundenen Risiken - der Möglichkeit des Todes ihres Sohnes oder des Versagens des Nierentransplantats.

Das beschriebene theoretische Modell hat daher als zentrale Kategorie **HAVING LIFE APPRISITIONED BY A MACHINE**, die alle Komponenten im Zusammenhang mit der Erfahrung der Mutter, die ihren Sohn zur Hämodialyse begleitet, integriert. Der Prozess **LEBEN UNTER DEM EINER MASCHINE** ist im folgenden Diagramm dargestellt.

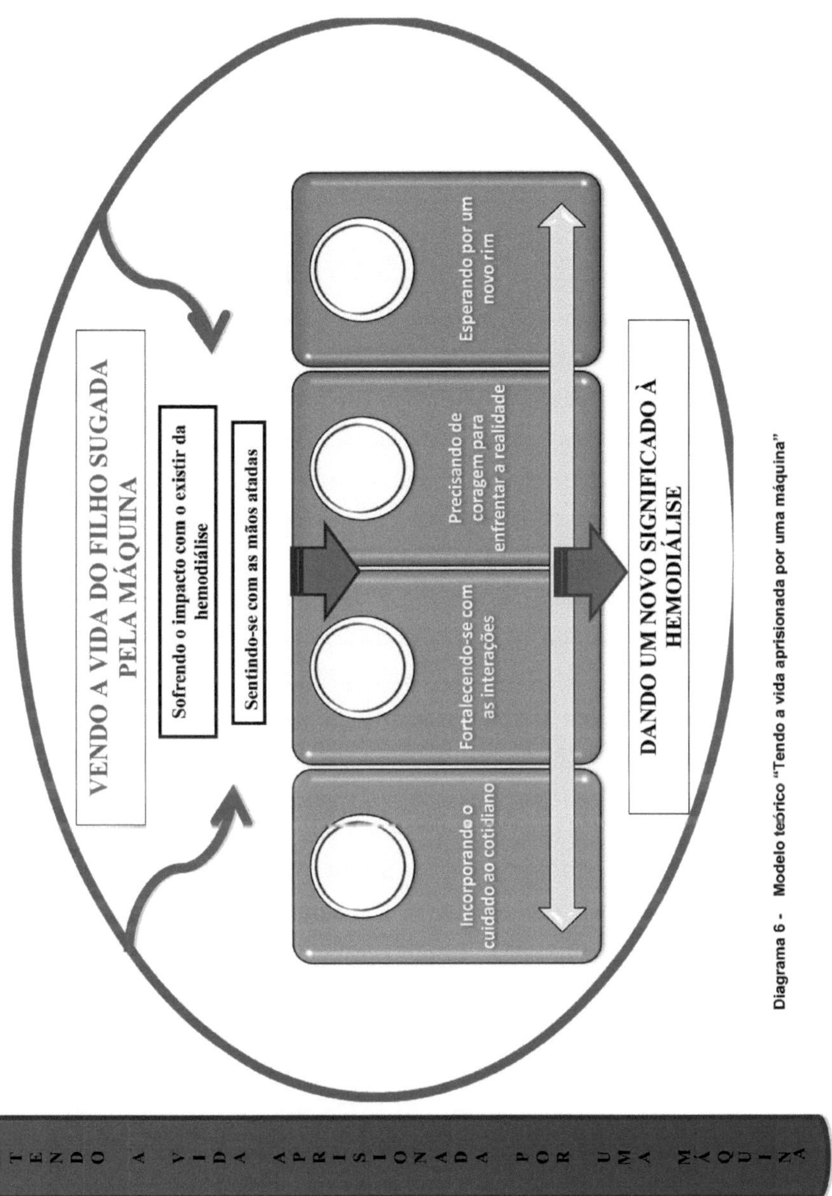

Diagrama 6 - Modelo teórico "Tendo a vida aprisionada por uma máquina"

Diagramm 6 - Theoretisches Modell "Das Leben in einer Maschine gefangen halten"

KAPITEL 5

REFLEXION DES PROZESSES

Diese Studie stellt eine substantielle Theorie über die Erfahrungen von Müttern in einer Kinder-Hämodialyse-Einheit vor. Eine Theorie wird als substanziell eingestuft, weil sie eine theoretische Erklärung für ein begrenztes Problem in einem bestimmten Bereich darstellt (Charmaz, 2009). Ziel dieser Untersuchung ist es, ein theoretisches Modell zu erstellen, das erklärt, wie Mütter die Erfahrung der Begleitung ihrer Kinder zu Hämodialysesitzungen verstehen.

In der Literatur gibt es Studien, in denen Väter und Mütter von Kindern und Jugendlichen untersucht werden, die sich verschiedenen Behandlungen für CRF unterziehen: konservative Behandlung, Peritonealdialyse, Hämodialyse, Transplantation.

Die Forscher dieser Studien, die qualitative Interviews, Instrumente zur Bewertung der Lebensqualität, Skalen zur Beurteilung der Auswirkungen der Krankheit und Fragebögen zu den Bewältigungsstrategien der Familie verwenden, bringen das Ausmaß der psychosozialen Beeinträchtigung der Familie mit der verwendeten Behandlung in Verbindung (Tong et al., 2008; Tong et al., 2010; Wiedebusch, 2010; Pareiner, Ausserhofer, Mantovan, 2010).

Aus einer deutschen Studie von Wiedebusch et al. (2010) ist bekannt, dass Eltern von Kindern mit CRF, die sich einer Dialysebehandlung unterziehen, im Vergleich zu Eltern von Kindern mit CRF, die sich einer konservativen Behandlung oder einer Posttransplantation unterziehen, größeren psychischen Stress und eine geringere Lebensqualität haben. Die Autoren interpretieren diese Ergebnisse als eine Reaktion der Eltern von Kindern, die sich einer Dialysebehandlung unterziehen, auf einen herausfordernden Alltag. Wir stimmen mit den Autoren darin überein, dass ein Kind, das eine Hämodialysebehandlung benötigt, einen herausfordernden Alltag mit intensiven Pflegeanforderungen hat.

Die in dieser Studie vorgestellten Ergebnisse zeigen jedoch, dass die Notwendigkeit der Hämodialyse nicht nur eine Herausforderung im Alltag darstellt, sondern auch einen großen Leidensdruck mit sich bringt, weil sie mit der Existenz der Maschine leben müssen. Die Mütter bauen Überzeugungen in Bezug auf dieses unbekannte Objekt auf, das den extrakorporalen Blutkreislauf ihres Kindes aufrechterhält, und präsentieren sich als **ÜBERLEBENDE DER AUSWIRKUNGEN DER EXISTENZ DER HÄMODIALYSE**.

Die mütterlichen Überzeugungen müssen verstanden und besser untersucht werden, damit das Gesundheitspersonal imaginäre Überzeugungen, die es den Müttern schwer machen, mit dieser neuen Realität zurechtzukommen, erkennen und abbauen kann.

In der Literatur finden sich nur Studien über die Beziehung zwischen erwachsenen Patienten und der Hämodialysemaschine, die zeigen, wie die Abhängigkeit von einer Technologie Konflikte erzeugt. Während die Hämodialysemaschine Hoffnung und Lebenserhaltung bedeutet, drückt sie auch aus, inwieweit die Grenzen des Körpers verletzt werden können, da das Blut, das zuvor verborgen war, nun für alle sichtbar ist und die Grenzen zwischen dem äußeren und dem inneren Körper nicht mehr so klar sind (Salati, Hossne, Pessini, 2011; Mattos, Mauryama, 2010).

Santos und Valadares (2011) untersuchten, wie Erwachsene mit CRF die Peritonealdialyse wahrnehmen, und kamen zu dem Schluss, dass die Unkenntnis über die Methode Raum für Vorstellungen lässt, die manchmal perverser sind als die Realität selbst, die die Betroffenen unterdrücken und verunsichern. Das mythologisierte Ereignis nimmt dann beängstigende Ausmaße an und führt sogar zu Verzweiflung.

In dieser Studie führt die Vorstellung, dass die Maschine das Blut absaugen würde, dazu, dass die Mütter an den bevorstehenden Tod ihres Kindes glauben und sich durch die Maschine verängstigt und ständig bedroht fühlen. Die Maschine ist ein physisches Objekt, aber wenn die Mütter sie als eine Bedrohung für das Leben ihrer Kinder darstellen, wird sie zu einem Symbol.

Nach Blumer (1969) bildet sich die Natur des Objekts entsprechend der Bedeutung, die es für das Individuum oder die Individuen hat, die sich auf es beziehen. Der Autor fügt hinzu, dass die Bedeutung des Objekts ihm nicht immanent ist und dass die Individuen entsprechend der Bedeutung handeln, die das Objekt für sie hat. Aus diesem Grund stellen die Mütter die Maschine, die mit ihrem Kind verbunden ist, als ein Symbol der Bedrohung und des Todes dar, weil dies die Bedeutung ist, die dem Objekt gegeben wird. Diese Vorstellung leitet die Handlungen der Mutter, die während der Hämodialyse wachsam bei ihrem Kind ist, auch wenn es belastend ist, dort zu bleiben und **zu sehen, wie das Leben ihres Kindes von der Maschine aufgesaugt wird.**

Eine der Kategorien, die in dieser Studie hervorgehoben wurde, ist die Mutter, **die sich** angesichts der intensiven Veränderung in ihrem Alltag, die dadurch entsteht, dass sie ihren Sohn drei- bis fünfmal pro Woche zur Hämodialyse begleiten muss, **überfordert fühlt**.

Für Takatori (2010) ist das Alltagsleben ein einzigartiger Lebensweg, bei dem die ausgeführten Aktivitäten nicht vom sozialen Austausch abgekoppelt sind und je nach Wichtigkeit und Bedeutung der Aktivitäten einer persönlichen Prioritäten- und Entscheidungsrichtung folgen.

Mit der Notwendigkeit einer Hämodialysebehandlung wird eine unbekannte Realität aufgedeckt und das Drehbuch ihres Lebens ändert sich augenblicklich. Nach Moreno (2008) müssen Familienmitglieder, die mit einem Kind konfrontiert sind, das sich einer Hämodialysebehandlung unterzieht, ihr Leben so organisieren, dass sie mit dem Fortbestehen eines klinischen Zustands leben, dessen Entwicklung ungewiss ist, und sich regelmäßig in einem Krankenhaus aufhalten, was zu einer physischen, emotionalen und sozialen Überlastung führt.

Die Autorin fügt hinzu, dass die Familienmitglieder zwar in der Familiendynamik präsent sind, aber bei der regelmäßigen Überwachung der Hämodialyse-Sitzungen nicht anwesend sind. Die Übernahme dieses Engagements wird zu einer traurigen Aufgabe, die zur mütterlichen Situation gehört und die man sich in jedem Moment bewusst macht

DASS IHR LEBEN VON EINER MASCHINE GEFANGEN GEHALTEN WIRD.

Die Feststellung von Verlusten im Leben ihrer Kinder führt dazu, dass die Mütter besorgt sind und ihnen die Hände gebunden sind angesichts der Einschränkungen, die ihre Kinder bei Freizeitaktivitäten, in der Schule und bei der Ernährung erfahren, was die auslösende Bedingung der Erfahrung verstärkt, nämlich **zu sehen, wie das Leben des Kindes von der Maschine ausgesaugt wird.**

Die Aufgabe der Arbeit stellt eine Unterkategorie dar, in der Mütter aufgrund der Schwierigkeit, ihre Arbeitsroutine aufrechtzuerhalten, einen sozialen Platz verlieren. Der Prozess der internen Interaktion der Mutter mit sich selbst, wie Identität und Selbstbeurteilung, wird erschüttert. Dennoch gibt die Mutter ihre Arbeit auf, um ihr Kind zu begleiten.

Die Verzweiflung darüber, an der Hämodialyse zu bleiben, und die **Wahrnehmung, dass das tägliche Leben eingeschränkt ist**, sind Unterkategorien, die eine neue Art des Daseins in der Welt und auch der Selbstinteraktion prägen. Laut Tong et al. (2012) ist das Leben von Betreuern von Kindern mit Nierenversagen im Endstadium von starker Isolation und sozialer Einschränkung geprägt. Das Leben konzentriert sich auf die Pflege des Kindes, und die Zeit wird als eingeschränkt empfunden.

Gudmundsdóttir, Elklit und Gudmundsdóttir (2006) führten eine Studie mit 105 Eltern von Kindern mit verschiedenen chronischen Krankheiten durch und kamen zu dem Schluss, dass das psychische Leiden in direktem Zusammenhang mit den abrupten Veränderungen steht, die die Krankheit in den Alltag bringt.

Die Frage ist also: Wie bewältigen die Mütter in dieser Studie einen Alltag, den sie als isolierend empfinden?

Galheigo (2007) stellt fest, dass der Alltag die Einzigartigkeit des Individuums prägt und auf der Grundlage seiner Bedürfnisse, Werte, Überzeugungen und Neigungen Gestalt annimmt. Die Möglichkeit, dass der Alltag neue Formen annimmt, erfordert daher von den Müttern, den Erfahrungen und den daraus resultierenden Veränderungen neue Bedeutungen zu geben und diese neue Realität zu unterstützen.

Blumer (1969) vertritt die Auffassung, dass das Individuum nicht auf das Zusammenspiel der Faktoren reagiert, mit denen es lebt oder denen es ausgesetzt ist, sondern dass es feststellt, was es für sich als notwendig oder wichtig erachtet, dass es sich mit der Welt auseinandersetzt, in der es zu handeln hat, und dass es sein eigenes Vorgehen bestimmt.

Es ist jedoch wichtig, sich Zeit zu nehmen, um das Erlebte neu zu bewerten und neue

Aktionen zu entwickeln. Der Erfahrung eine neue Bedeutung zu geben, ist eine Frage des Singulars und nicht der chronologischen Zeit. In einem Interpretationsprozess, der sich aus den Interaktionen ergibt, übernehmen die Mütter diese neue Art der Betreuung ihres Kindes und passen ihr Leben an die Routine der Hämodialysebehandlungen an, **GIVING A NEW MEANING TO HEMODIALYSIS.**

Die Mütter **integrieren die Pflege in ihr tägliches Leben**, sind in der Lage, sich emotional zu organisieren, sehen es als mütterliche Pflicht an, ihr Kind zur Hämodialyse zu begleiten und verpflichten sich, die Medikamente zu verabreichen. Sie fühlen sich überlastet, aber sie definieren die Bedeutung der Hämodialysebehandlung als Erhaltung des Lebens ihres Kindes neu.

Die Kategorie **BRAUCHT KRAFT, UM DER REALITÄT INS Auge zu sehen** bedeutet, dass sich die Mütter in ihrem Schmerz und Leid als Kriegerinnen definieren und feststellen, dass sie von anderen so wahrgenommen werden. Angesichts des Stresses und des Leidens, das dadurch entsteht, dass **ihr Leben von einer Maschine übernommen wurde**, mobilisieren sie Ressourcen, um die Kraft zu finden, mit der Situation umzugehen.

Die eigenen Konzepte, Urteile und die Identität des Menschen werden durch die Interaktion mit anderen gebildet. Auf diese Weise sind sie in der Lage, ihre Beziehung zu anderen und die Beziehung der anderen zu ihnen zu bewerten. Der Einzelne hat die Macht, seine Handlungen selbst zu steuern und zu kontrollieren, indem er in der Lage ist, die zu ergreifenden Maßnahmen zu akzeptieren oder abzulehnen (Blumer, 1969).

Aus der Sicht des symbolischen Interaktionismus sind soziale Interaktionen dialektische Prozesse, da der Einzelne die sozialen Gruppen, denen er angehört, konstruiert, aber gleichzeitig greifen diese Gruppen in das Verhalten des Einzelnen ein. Für Blumer (1969) werden wir, wenn wir interagieren, zu sozialen Objekten füreinander, wir verwenden Symbole, treffen Entscheidungen, ändern Richtungen und definieren die Realität. Der Autor fügt hinzu, dass soziales Handeln nur dann symbolisch ist, wenn die beteiligten Personen miteinander kommunizieren, und dass nicht die anderen bestimmen, was wir tun, sondern dass die Interaktion mit ihnen das hervorbringt, was wir tun.

Die Mütter **STÄRKEN SICH DURCH INTERAKTIONEN**. Während der Begleitung ihres Sohnes zu seinen Hämodialyse-Sitzungen ermöglichte die Interaktion der Mutter mit dem Gesundheitsteam, mit den anderen Müttern in der Abteilung, mit der Kernfamilie und mit ihrem eigenen Sohn, der **Hämodialyse-Behandlung** eine neue Bedeutung zu geben, indem **sie der Hämodialyse eine neue Bedeutung verlieh.**

In der Interaktion mit ihrem Kind stellen sie fest, dass es eine klinische Verbesserung gibt, die sie wahrnehmen können und die über die vom Team übersetzten Testergebnisse hinausgeht. Auf diese Weise fühlen sich die Mütter durch diese Verbesserung, die während der

Hämodialysebehandlung erreicht wurde, getröstet.

Die Ergebnisse dieser Studie zeigen, dass die Anwesenheit von Familienmitgliedern bei der Umstrukturierung des Alltags der Mütter von wesentlicher Bedeutung ist. Nach Almeida et al. (2006) liegt die Last oft bei der Mutter, und die Anwesenheit von Familienmitgliedern, die bereit sind, Verantwortung zu übernehmen, minimiert die Müdigkeit und den Stress, die mit der mütterlichen Last verbunden sind.

Sie sehen auch die Familie als Ressource für emotionale Unterstützung. Laut Silva et al. (2010) ist die Stärkung der Familienbande von grundlegender Bedeutung für die Familie, damit sie sich in der Lage fühlt, die Situation zu bewältigen. Die Ermutigung der Familienmitglieder, ihre Gefühle miteinander zu teilen, ermöglicht eine effiziente Kommunikation, die zu einer gesunden Bewältigung von Problemen führt (De Paula, Nascimento, Rocha, 2008).

Die Mütter verweisen auf die gute Kommunikation mit dem Personal der Station und geben an, dass diese Beziehung das Gefühl fördert, willkommen zu sein. Darüber hinaus führt ein größeres Wissen über die Maschine zu weniger Angst vor der Hämodialysebehandlung. Die Familien müssen sich in der Kommunikation mit dem Gesundheitspersonal sicher fühlen, klare Informationen erhalten und sich Wissen über die Krankheit und die Behandlung aneignen, was Ängste und Stress deutlich verringern kann (De Paula, Nascimento, Rocha, 2008; Carnevale et al., 2006).

Moulton (2008) weist darauf hin, dass sich die Patienten und ihre Familien angesichts eines hochtechnisierten Umfelds, das Unsicherheiten hervorruft, mit der neuen und ungewohnten Kultur der Hämodialysebehandlung vertraut machen müssen. Das Vertrauen in die Fachkräfte des Gesundheitswesens erleichtert es ihnen, sich an diese neue Realität anzupassen und in diesen Beziehungen die Unterstützung und Ermutigung zu suchen, die sie brauchen, um die Behandlung ihrer Kinder zu bewältigen.

Nach Moreira und Vieira (2010) wünscht sich die Familie einen Ort des Dialogs, an dem Wissen zwischen den an der Betreuung des Kindes Beteiligten ausgetauscht werden kann, was das Engagement und Interesse aller Beteiligten zeigt. Die Mütter erkennen diese Eigenschaften im Team der Hämodialyse-Einheit und betrachten sie als grundlegend für die Bewältigung der Erfahrung, ihr Kind zu den Sitzungen zu begleiten.

In einer Hämodialyse-Einheit kann sich die Fachkraft nur an den technischen Akt des "Ein-" und "Ausschaltens" der Maschine halten und entfernt sich von der Möglichkeit des Pflegeakts, der Präsenz, Wahrung der Würde, interaktives Handeln und Dialog beinhaltet (Fayer, 2010; Campos, Turato, 2003). Diese Distanzierung hat zur Folge, dass die menschliche Bedingung des Wortes, die sich nicht auf bloße Anamneseinformationen reduzieren lässt, eliminiert wird (Mota, Martins, Véras, 2006).

Es ist wichtig, Räume für die Mütter zu schaffen, in denen sie sich über ihre Forderungen austauschen können, die vom gesamten Team, das an der Betreuung der Kinder in einer Kinder-Hämodialyse-Einheit beteiligt ist, legitimiert werden müssen, denn die Mütter erleben sich durchweg als jemand, **der sein Leben von einer Maschine übernommen hat**, und müssen Strategien entwickeln, um mit diesem Zustand zu leben.

Die Ergebnisse dieser Studie haben uns auch gezeigt, dass Mütter ihre Erfahrungen mit anderen Müttern in der Hämodialyseeinheit teilen und dass der Erfahrungsaustausch als soziales Unterstützungsnetzwerk und als Quelle der Stärkung anerkannt werden kann (Neves, Cabral, 2008). In verschiedenen Interviews in einer von Tong et al. (2010) durchgeführten Studie mit Eltern von Kindern mit CRF wurde festgestellt, dass die Eltern Erleichterung fanden und die Schwere ihres Problems im Vergleich zu den verzweifelten Situationen anderer Familien herunterspielten.

In dieser Untersuchung wird die Nierentransplantation durch die Kategorie **WARTEN AUF EINE NEUE NIER** dargestellt und bietet die Möglichkeit, die Erfahrung der Mütter**, dass ihr Leben von einer Maschine beherrscht wird**, zu verändern. Sie bedeutet für die Mütter zwar eine Befreiung von der Hämodialyse-Maschine und vom beengenden Alltag, bringt aber auch Ungewissheit über den Erfolg der Nierentransplantation und die mit dem Eingriff verbundenen Risiken mit sich. Die Literatur zeigt, dass das Warten auf eine Transplantation Ängste auslöst und dass Eltern von Kindern, die auf eine Nierentransplantation warten, Unsicherheit über das Transplantat äußern, sich aber nach der Transplantation mehr soziale Freiheit und Interaktion innerhalb der Familie wünschen (Mendes, Bousso, 2009; Tong et al., 2012).

Die befragten Mütter verwenden Ausdrücke wie **"am Anfang...", "jetzt...", was darauf hindeutet, dass die** Erfahrung **zeitlich begrenzt ist**, d. h. am Anfang macht die Behandlung Angst und bringt die **Überzeugung** mit sich**, dass ihr Kind in Verbindung mit der Maschine sterben würde, aber die "Zeit"** und die Aktionen/Interaktionen ermöglichen es, diese Realität neu zu definieren.

Durch den Hinweis auf die Zeitlichkeit untermauern die Daten das Argument, dass die Mütter während des Prozesses Veränderungen erleben und ihr Handeln neu ausrichten. Die Hämodialysemaschine wird vertraut und verliert an Schrecken. Für Blumer (1969) stellen Objekte soziale Produkte dar und werden daher durch den Prozess der sozialen Interaktion geformt und verändert. Die Veränderungen der Gefühle und des Verhaltens in den verschiedenen Phasen der Erfahrung sind auf eine fortschreitende Konstruktion neuer Bedeutungen zurückzuführen, die sich aus den Interaktionen während der Erfahrung der Begleitung ihres Kindes in der Kinder-Hämodialyse-Einheit ergeben und durch das Phänomen **HÄMODIALYSE EINE NEUE BEDEUTUNG GEBEN** dargestellt werden.

Aus der Perspektive des Symbolischen Interaktionismus ist der Mensch sowohl Akteur als auch Subjekt, der das soziale Leben bestimmt und von diesem bestimmt wird. Der theoretische

Rahmen, der in dieser Arbeit gewählt wurde, ermöglichte es uns nicht nur zu verstehen, wie die Mütter die Fakten um sie herum wahrnahmen und nach ihren Überzeugungen handelten, sondern auch, wie sie durch einen Interpretationsprozess, der aus ihren Handlungen/Interaktionen resultierte, verändert wurden (Blumer, 1969).

Für Blumer (1969) agieren Individuen als Akteure in den Interaktionen, die sie eingehen. Sie reagieren jedoch nicht nur auf andere, sondern präsentieren auch ihre eigenen Handlungsvorschläge und Interpretationen der Vorschläge, die sie in ihrer Beziehung zu anderen identifizieren.

Was die Auswirkungen dieser Studie auf den Gesundheitskontext in der Krankenhausversorgung betrifft, so wird davon ausgegangen, dass diese Arbeit einen Beitrag zur professionellen Arbeit interdisziplinärer Teams leisten kann, die Mütter von Kindern und Jugendlichen unterstützen, die sich einer Hämodialysebehandlung unterziehen, da sie das Verständnis für die Erfahrungen von Müttern in einer Kinder-Hämodialyseeinheit erweitert.

Die Kenntnis der Erfahrungen der Mütter und die Anerkennung der von ihnen angewandten und hier vorgestellten Strategien sollten bei der Planung der Betreuung berücksichtigt werden, indem mehr und mehr Raum für Zuhören und Dialog geschaffen wird, um den Stress der emotionalen Anforderungen zu verringern, die sich aus der Tatsache ergeben, **dass das eigene Leben von einer Maschine übernommen wird.**

Die Literatur zeigt, dass der Mangel an Raum für Dialog und einfühlsames Zuhören nicht dazu beigetragen hat, die Anfälligkeit von Familien, die während der Kindheit ihrer Kinder mit chronischen Krankheiten konfrontiert sind, zu bekämpfen (Silva et al., 2010). Angesichts dieser Lücke müssen sich die Fachkräfte mit den subjektiven Dimensionen der Mütter und der Unvorhersehbarkeit der Beziehungen auseinandersetzen und dürfen nicht nur Interaktionen auf der Grundlage von klinischen Beschwerden oder Situationen im Zusammenhang mit dem therapeutischen Verfahren in den Vordergrund stellen. Es ist notwendig, Interventionen zu entwickeln, die es den Müttern ermöglichen, über ihre Ängste, Schwierigkeiten, Wünsche und das Hämodialyseverfahren, dem sich ihr Kind unterzieht, zu sprechen und der Erfahrung, das **Leben durch eine Maschine aufgezwungen zu bekommen,** eine weniger schmerzhafte und ausführlichere Bedeutung zuzuschreiben.

Die Schwierigkeiten, die sich für Mütter in einer Hämodialyse-Einheit ergeben, können verringert werden, wenn das Pflegeteam..:

- Die Zweifel und Ängste der Mütter in der Zeit vor der Dialyse und in der Dialysezeit aufgreifen und ihnen zuhören;
- Erklären Sie, wie das Hämodialysegerät funktioniert;
- Unterstützung von Müttern bei der Integration von Betreuungsanforderungen in ihren Alltag;

- Betonen Sie, wie wichtig es ist, sowohl für die Mutter als auch für das Kind oder den Jugendlichen sinnvolle und angenehme Aktivitäten zu unternehmen;
- Ermutigen Sie den Erfahrungsaustausch zwischen den Müttern und die Kommunikation zwischen den Familienmitgliedern;
- Andere Familienmitglieder für den Pflegeprozess verantwortlich machen;
  Die Zweifel und Ängste der Mütter in Bezug auf die Nierentransplantation ernst nehmen und ihnen zuhören.

Nach Vieira und Moreira (2010) müssen die Fachkräfte die Bedürfnisse der Familien, ihre Überzeugungen, Werte und Gewohnheiten kennen, um den Aufbau einer würdigen und individuellen Betreuung zu erleichtern. Nach Almeida et al. (2006) beinhaltet die Pflege des Kindes die Berücksichtigung der Bindung an die Mutterfigur, wobei das Wohlergehen des einen sich direkt auf den Zustand des anderen auswirkt; die richtige Pflege des Kindes beinhaltet die Anleitung und Einbeziehung der Mutter in den Pflegeprozess.

In dieser Studie wurde der Prozess des Aufbaus der Grounded Theory durch die Darstellung der zentralen Kategorie, der Phänomene, der Diagramme und der Tabellen mit den Codes und analytischen Kategorien explizit gemacht. Die Interpretation der Daten, ihre Analyse, die Rückkehr zu den Daten, die Konstruktion von Kategorien, Phänomenen und die Entdeckung der zentralen Kategorie führten zu einer anstrengenden und zum Nachdenken anregenden Erfahrung.

Ein Forscher, der sich auf die Grounded Theory einlässt, muss sich eingehend mit der Methodik befassen, sich engagieren und sensibel sein. Ich bin mir bewusst, dass dieses Engagement belohnt wurde, als ich in der Lage war, die von den Müttern zugeschriebenen symbolischen Bedeutungen zu verstehen und das in dieser Masterarbeit erworbene Wissen zu teilen.

Das theoretische Modell, dessen zentrale Kategorie **HÄMODIALYSE** ist, stellt also den Prozess dar, der die Bedeutung erklärt, die die Mütter der Erfahrung der Begleitung ihrer Kinder zu den Hämodialyse-Sitzungen in einer Kinder-Hämodialyse-Einheit geben. Da es sich um einen Prozess handelt, sollte er in Übereinstimmung mit der Grounded Theory nicht als abgeschlossen betrachtet werden, sondern kann erweitert oder verändert werden, wenn weitere Daten zum Verständnis der Realität hinzukommen.

Meine Arbeit als Ergotherapeutin in der Kinder-Hämodialyse-Einheit endete im August 2011, als ich mein Aufbaustudium mit dem intensiven Wunsch begann, das Universum dieser Mütter mit den "Augen der Untersuchten" zu erforschen.

Obwohl ich nicht mehr mit den Müttern, Kindern und Jugendlichen in der Kinder-Hämodialyse-Einheit lebe und ihnen als Ergotherapeutin zur Seite stehe, erinnere ich mich an unsere Begegnungen, die so einzigartig und bedeutungsvoll waren, und behalte in meiner eigenen

Geschichte so viele andere Geschichten von Müttern im Gedächtnis, die, obwohl sie eine so schmerzhafte Realität erleben, neue Bedeutungen finden, um sich weiterhin um ihre Kinder zu kümmern und an die Möglichkeit des Lebens zu glauben.

REFERENZEN

Abrahão SS, Ricas J, Andrade D, Pompeu FC, Chamahum L, Araújo M, et al. Schwierigkeiten der Familie und des Kindes/Jugendlichen mit chronischer Nierenerkrankung. J Bras Nefrol 2010; 32(1):18- 22.

Angelo M, Bousso RS, Rossato LM, Damião EBC, Silveira AO, Castilho AM, et al. Familie als Analysekategorie und Forschungsfeld in der Pflege. Rev Esc Enferm USP 2009; 34(esp.2):1337-41.

Akinci AC, Pinar R. Validität und Reliabilität des türkischen Caregiver Burden Sacle bei pflegenden Angehörigen von Hämodialysepatienten. J Clinical Nurs 2012.

Almeida AM. Übersicht: Die Bedeutung der psychischen Gesundheit für die Lebensqualität und das Überleben von Patienten mit chronischem Nierenversagen. J Bras Nefrol 2003; 25(4):209-14.

Almeida AM, Meleiro AMAS. Depression und chronisches Nierenversagen: eine Übersicht. J Bras Nefrol 2000; 22(1):122-200.

Almeida MI, Molina RCM, Vieira TMM, Higarashi I, Marcon SS. Mutter eines chronisch kranken Kindes sein: Durchführung einer komplexen Pflege. Esc Anna Nery R Enferm 2006; 10(11):36-46.

Barbosa GS, Valadares GV. Erleben von Einstellungen und Gefühlen: Das tägliche Leben in der Hämodialyse als Grundlage für die Pflege. Esc Anna Nery R Enferm 2009; 13(1):17- 23.

Barbosa DC, Sousa FGM, Oliveira AC, Silva IR, Silva TP, Paiva MCM. Überlastung von Müttern bei der Betreuung von Kindern mit chronischen Erkrankungen. Cogitare Enferm 2012; 17(3):492-7.

Barros TM. Chronische Nierenerkrankung: die Dimension des Patienten und der Familie. In: Mello Filho J, Burd M, Organisatoren. Krankheit und Familie. São Paulo: Casa do Psicólogo; 2004, S.357-64.

Barlow J, Ellard DR. Das psychosoziale Wohlbefinden von Kindern mit chronischen Krankheiten, ihren Eltern und Geschwistern: ein Überblick über die Forschungsergebnisse. Child Care Health Dev Oxford, 2006; 32(1):19-31.

Baskale H, Baser G. Living with haemodialysis: the experience of adolescents in Turkey. Int J Nurs Pract 2011; 17(4):419-27.

Basu RK, Devarajan P, Wong H et al. An update and review of acute kidney injury in paediatrics. Paediatr Crit Care Med 2011:12:339-347.

Bousso RS. Auf der Suche nach der Bewahrung der Einheit der Familie: die Familie, die die Erfahrung macht, ein Kind auf der Intensivstation zu haben [Diplomarbeit]. São Paulo: Schule für Krankenpflege, Universität São Paulo; 1999.

Bousso RS. A time to grieve. A família dando sentindo à morte prematura do filho [Associate Professor] São Paulo: School of Nursing, University of São Paulo; 2006.

Bousso RS. Der familiäre Entscheidungsprozess bei der Organspende eines Kindes: eine substantielle Theorie. Texto Contexto Enferm 2008; 17(1):45- 54.

Brasilien, Ministerium für Gesundheit, Verordnung Nr. 2600 vom 21. Oktober 2009. Über die Struktur und den Betrieb des nationalen Transplantationssystems. [Internet]. Brasília; 2009 [zitiert 2012 Aug. 3]. Verfügbar unter: http://www.brasilsus.com.br/legislacoes/gm/101249- 2600.html>.

Bryant A. Re-grounding Grounded Theory. The Journal of Information Technology Theory and Application (JITTA). 2002, 4(1):25-42.

Bryant A, Charmaz K. The sage handbook of grounded theory. London: Sage Publications; 2010.

Blumer H. Symbolischer Interaktionismus: Perspektive und Methode. Berkeley, Universität von Kalifornien, 1969.

Brito DCS. Pflege für diejenigen, die pflegen: eine Fallstudie über die Hauptpflegeperson eines Patienten mit chronischem Nierenversagen. Psicologia em Estudo 2009, 14(3):603-7.

Burden J, Roodt G. Grounded Theory and its application in a recent study organisation redesign: some reflections and guidelines. South African J Human Resource Management 2007; 5(3):11-8.

Campos CJG, Turato ER. Das Gesundheitsteam, der nierenkranke Hämodialysepatient und seine zwischenmenschlichen Beziehungen. Rev Bras Enferm 2003; 56(5):508-12.

Canziani MEF, Draibe AS, Nadaletto, MAJ. Dialyseverfahren bei chronischem Nierenversagen. In: Ajzen H, Schor N, Organisatoren. Nephrologie. Leitfaden für ambulante und stationäre Medizin UNIFESP/Escola Paulista de Medicina. SP: Manole, 2002, S.194- 202.

Carnevale AF, Alexander ED, Davis M, Rennick J, Troini R. Daily living with distress and enrichment: the moral experience of families with ventilator-assisted children at home. Pädiatrie 2006; 117(1):48- 60.

Cassiani S, Caliri MHL, Pelá NTR. Grounded Theory als Ansatz für die interpretative Forschung. Rev Lat-Am Enferm 1996; 3:75-88.

Castro EK, Piccinini, CA. Auswirkungen chronischer organischer Erkrankungen in der Kindheit auf Familienbeziehungen: einige theoretische Fragen. Psicologia: Reflexão e Crítica 2002; 15(3):625-35.

Chan R, Brooks R, Erlich J, Gallagher M, Snelling P, Chow J, et al. Studying psychosocial adaptation to end-stage renal disease: the proximal-distal model of health-related outcome as a base model. Journal of Psychosomatic Research 2011; 70:455-64.

Charmaz K. Aufbau einer fundierten Theorie: ein praktischer Leitfaden für die qualitative Analyse. Porto Alegre: Artmed, 2009.

Charon JM. Symbolischer Interaktionismus: eine Einführung, eine Interpretation, als Integration. 9ª ed. Upper Saddle River: Person; 2007.

Chesla CA. Pflegewissenschaft und chronische Krankheit: Artikulation von Leiden und Möglichkeiten im Familienleben. J Fam Nurs 2005; 11(4):371-87.

Damião E, Angelo M. Die Erfahrungen der Familie im Umgang mit der chronischen Krankheit eines Kindes. Rev Esc Enferm USP 2001; 35(1):66-71.

Damião E, Pinto CMM. Von der Krankheit verändert werden: die Erfahrung von Jugendlichen mit Diabetes. Rev Lat-Am Enferm 2007; 15(4):67- 71.

Daugirdas JT, Blake P, Ing TS. Handbuch der Dialyse. 4.ed. Rio de Janeiro: Guanabara, 2010.

De Paula ES, Nascimento LC, Rocha SM. Der Einfluss von sozialer Unterstützung auf die Stärkung von Familien mit Kindern mit chronischem Nierenversagen. Rev Lat-Am Enferm 2008; 16(4):692-9.

Diniz PD, Romano BW, Canziani MEF. Persönlichkeitsdynamik von Kindern und Jugendlichen mit chronischem Nierenversagen, die sich einer Hämodialyse unterziehen. J Bras Nefrol 2006; 28(1):31-8.

Dupas G, Oliveira I, Costa TNA. Die Bedeutung des symbolischen Interaktionismus in der Pflegepraxis. Rev Esc Enferm USP 1997; 31(2):219-26.

Ensari C. Die Grundbedürfnisse von Kindern mit Hämodialyse in der Türkei. Nephrol Dial Transplant 2008; 23:1447-8.

Falci Júnior R, Nahas WC. Nierentransplantation. In: Giron AM, Dénes FT, Srougi M [Koord.]. Urologie. - (Coleção pediatria, Instituto da Criança HC-FMUSP, Schvartsman, BGS, Maluf Junior PT), Barueri, SP: Manole; 2011. p.416-35.

Fayer, AAM. Psychologische Auswirkungen einer chronischen Nierenerkrankung: ein Vergleich zwischen Patienten, die eine Hämodialysebehandlung nach oder ohne vorherige nephrologische Nachsorge beginnen [Dissertation]. São Paulo: Medizinische Fakultät der Universität São Paulo, 2010.

Fischbach M, Dheu C, Seuge L, Menower S, Terzic J. In-Centre daily on-line haemodiafiltration: a chronic peritoneal dialysis. Clin Nefrol 2008; 69(4):279-84.

Fischer HR. Die Bedürfnisse von Eltern mit chronisch kranken Kindern: eine Literaturübersicht. J Advanced Nurs 2001; 36(4):600-60.

Flores RV, Thomé EGR. Wahrnehmungen von Patienten auf der Warteliste für eine Nierentransplantation. Rev Bras Enferm 2004; 57(6):687-90.

Friedman AL. Die umfassendere Belastung von Kindern und ihren Familien durch eine Nierenerkrankung im Endstadium. Kidney Int 2006; 70(11):1893-4.

Fung E, Shaw RJ. Paediatric transplant rating instrument - a scale for the pretransplant psychiatric evaluation of paediatric organ transplant recipients. Pädiatrische Transplantation 2008; 12:57-66.

Furtado MCC; Lima RAG. Das tägliche Leben von Familien mit an Mukoviszidose erkrankten Kindern: Fördermittel für die Kinderkrankenpflege. Rev Lat-Am Enferm 2003; 11(1):66-73.

Garcia DC. Transplantation ist die ideale Behandlung. Sociedade Brasileira de Nefrologia Informa, São Paulo, 2011; Jahrg. 18, Nr. 88: S. 9. [internet] [cited 2012 Aug. 3]. Verfügbar unter: http://www.sbn.org.br/pdf/boletins/2011/sbn informa December.pdf.

Galheigo SM. Das tägliche Leben in der Ergotherapie: Kultur, Subjektivität und historisch-kultureller Kontext. Rev Ter Ocup USP 2007; 14(13):104-9.

Gibbs GR. Grouded Theory: Core Elements [Internet] [zitiert 2012 Jun 23]. Huddersfield: Online QDA; 2010. Verfügbar unter: http://onlineqda.hud.ac.uk/movies/Grounded Theory/index.php.

Glaser BG. Theoretical Sensitivity: Advances in the Methodology of Grounded Theory. Mill Valley: Sociology Press; 1978.

Glaser BG, Strauss A. The Discovery of Grounded Theory: Strategies for Qualitative Research. Chicago: Aldine Publishing Co; 1967.

Gudmundsdóttir HS, Elklit A, Gudmundsdóttir DB. PTBS und psychische Belastung bei isländischen Eltern chronisch kranker Kinder: Hat die soziale Unterstützung einen Einfluss auf die elterliche Belastung? Scand J Psychology 2006; 47(4):303-12.

Gomes VCP, Silva GRF, Almeida CBR, Costa KNFM. Analyse der wissenschaftlichen Produktion über Kinder mit Nierenversagen in der Hämodialyse. Cultura de lós Cuidados Ano XIV 2010; 27:74-82.

Greenbaum L, Schaefer FS. Die Entscheidung über den Beginn der Dialyse bei Kindern und Heranwachsenden. Paediatric Nefrology 1999; 177-96.

Haguette TMF. Qualitative Methodologien in der Soziologie. 3ª ed. Petrópolis: Vozes; 1992.

Hamamoto FK, Brecheret AP, Andrade MC. Analyse und akute Nierenschädigung im Kindesalter: Wahl der therapeutischen Modalität. In: Cruz HMM, Kirszjtajn GM, Barros RT [Mitarbeiter] Actualidades em Nefrologia 12. p.619-24.

Heaton J, Noyes J, Sloper P, **Shah R. Families' experiences of** caring for technology-dependent children: a temporal perspective. Health and Social Care in the Community 2005; 13(5):441-50.

Kammer J, Garry G, Hortigan M, Carter B, Erlich L. Adherence in patients on dialysis: strategies for success. Nephorol Nurs J 2007; 34(5):479-86.

Kaplan BS, Meyers KEC. Chronisches Nierenversagen. Pädiatrische Nephrologie und Urologie: Die Voraussetzungen in der Pädiatrie. Pennsylvania: Elsevier Mosby, 2004; S.250-56.

Karrfelt HME, Berg UB, Lindblad FIE. Nierentransplantation bei Kindern: Psychologische und spendebezogene Aspekte aus der Sicht der Eltern. Pädiatrische Transplantation 2000; 4:305-12.

Knalf K, Zoeller L. Chronische Krankheiten in der Kindheit: ein Vergleich der Erfahrungen von Müttern und Vätern. J Family Nurs 2000; 6(3):287-302.

Kimmel PL. Psychosoziale Faktoren bei erwachsenen Patienten mit Nierenerkrankungen im Endstadium, die mit Hämodialyse behandelt werden: Korrelate und Ergebnisse. Am J Kidney Dis 2000; 35(sup 1):132-40.

Kimmel PL, Patel SS. Lebensqualität bei Patienten mit chronischen Nierenerkrankungen: Schwerpunkt auf Nierenerkrankungen im Endstadium, die mit Hämodialyse behandelt werden. 2006 Jan; 26(1):68-79.

Kirsztajn, GM et al. Brasilianische Ärztekammer und Bundesrat für Medizin Chronische Nierenerkrankung (vor Nierenersatztherapie): Behandlung. 2011. Verfügbar unter: www.projetodiretrizes.org.br/.../doencarenalcronicapreterapia
Abgerufen am: 10/02/2013

Knalf K, Gilliss CL. Familien und chronische Krankheiten: eine Zusammenfassung der aktuellen Forschung. J Family Nurs 2002; 8(3):178-98.

Lethuillirt V. Die Rolle der Pflegekraft bei der Förderung der Compliance von Dialysepatienten. Soins 2010; 745:35-6.

Lima AMC, Mendonça Filho JB, Diniz JSS. Chronische Niereninsuffizienz - der Werdegang einer Praxis. In: Romano, BW, org. A prática da psicologia em hospitais, SP: Pioneira, 1994; S.77-9.

Marciano RC, Soares CMB, Diniz JSS, Lima EM, Silva JMP, Oliveira AG, et al. Psychische Störungen und Lebensqualität bei Kindern und Jugendlichen.

Jugendliche mit chronischer Nierenerkrankung und ihre Betreuer. J Bras Nefrol 2010; 32(3):316-22.

Martins M, Cesarino CB. Lebensqualität von Menschen mit chronischen Nierenerkrankungen, die sich einer Hämodialysebehandlung unterziehen. Rev Lat-Am Enferm 2005; 13(5):670-6.

Mattos M, Maruyama SAT. Die Erfahrungen eines chronisch nierenkranken Hämodialysepatienten. Rev Gaúcha Enferm 2010; 31(3):428-34.

Medina-Pestana JO, Galante NZ, Silva Jr HT, Harada KM, Garcia VD, Abbdud-Filho M, et al. The context of kidney transplantation in Brazil and its geographical disparity. JBras Nefrol 2011; 33(4):472-84.

Mendes AMC, Bousso RL. Nicht mehr so leben können wie früher: Familiendynamik in der Erfahrung der Lebertransplantation bei Kindern. Rev Lat-Am Enferm 2009; 17(1):74-80.

Milanesi K, Collet N, Oliveira GBR, Vieira, CS. Das psychische Leiden der Familien von hospitalisierten Kindern. Rev Bras Enferm 2006; 59(6):769-74.

Moreira DS, Viera MR. Kinder, die sich einer Dialysebehandlung unterziehen: pflegerische Versorgung. Arq Ciên Saúde 2010, 17(1):27-34.

Moreno V. Familienangehörige von Hämodialysepatienten: Leben mit einer chronischen Erkrankung. Rev Rene Fortalez 2008; 9(4):49-56.

Morse JM. Die Darstellung qualitativer Theorien. Qual Health Res 2006; 16(9):1163-4.

Mota RA; Martins; CGM; Véras RM. Die Rolle des Gesundheitspersonals bei der Humanisierungspolitik im Krankenhaus. Psicologia em Estudo 2006; 11(2):323-30.

Moulton A. Chronische Nierenerkrankung: die Diagnose einer einzigartigen chronischen Krankheit. CANNT J 2008; 18:34-8.

Muringai T, Noble H, Mc Gowan A, Channey M. Dialysis access and the impact on body image: role of the nephrology nurse. Br J Nurs 2008; 745:35-6.

Nationale Nierenstiftung. KDOQI Clinical Practice Guidelines for Chronic Kidney Disease: Evaluation, Classification, and Stratification, 2002.

Neves ET, Cabral IE. Empowerment von Betreuerinnen von Kindern mit besonderen gesundheitlichen Bedürfnissen. Texto Contexto Enferm 2008; 17(3):552-60.

Pascoal M, Kioroglo PS, Bruscato WL, Miorin LA, Sens YAS, Jabur P. Die Bedeutung der psychologischen Betreuung von Hämodialysepatienten. Rev SBPH 2009; 12(2):2-11.

Pareiner M, Ausserhofer D, Mantovan F. Das sich verändernde Leben von pflegenden Müttern chronisch nierenkranker Kinder - eine Einzelstudie. Kinderkrankenschwester 2010; (29)9:380-7.

Piccinini CA, Alvarenga P, Vargas S, Oliveira VZ. Organische Erkrankungen in der Kindheit und mütterliche Erziehungspraktiken. Estudos de Psicologia 2003; 8(1):75-83.

Pinto JP, Ribeiro CA, Silva CV. Der Versuch, ein Gleichgewicht zu halten, um ihren Ansprüchen gerecht zu werden und sich um das hospitalisierte Kind zu kümmern: die Erfahrung der Familie. Rev Lat-Am Enferm 2005; 13(6):974-81.

Ramos IC, Queiroz MVO, Jorge MSB. Pflege bei chronischer Nierenerkrankung: von Jugendlichen erarbeitete soziale Darstellungen. Rev Bras Enferm 2008; 61(2):193-200.

Rolland JS. Chronische Krankheit und der Lebenszyklus der Familie. In: Fuhrmann S; Goldrinle M. Veränderungen im Lebenszyklus der Familie. Porto Alegre: Artes médicas, 2001; S.373-92.

Romão Jr JE. Chronische Nierenerkrankung: Definition, Epidemiologie und Klassifizierung. J Bras Nefrol 2004, (Sup.1), 26(3):1-3.

Rosenkranz J, Klugger ER, Oh J, Turzer M, Mehls O, Schaefer F. Psychosoziale Rehabilitation und Lebenszufriedenheit bei Erwachsenen mit einer im Kindesalter beginnenden Nierenerkrankung im Endstadium. Paediatr Nephrol 2005; 20:1288-94.

Rossato LM, Angelo M, Silva CAA. Fürsorge für Kinder, die trotz Schmerzen wachsen: die Erfahrung der Familie Revista Lat-Am Enferm 2007; 15(4):556-62.

Rossi L. Erfahrungen von Müttern von Kindern mit chronischem Nierenversagen: eine phänomenologische Studie [Dissertation]. Ribeirão Preto, Fakultät für Wissenschaften, Schrifttum und Philosophie, USP, 2006.

Rubin HJ, Rubin IS. Qualitative Befragung: Die Kunst, Daten zu hören. Thousand Oaks: Sage; 1995.

Salati MI, Hossne WS, Pessini L. Vulnerability reported by chronic kidney patients - bioethical considerations. Rev Centro Universitário São Camilo 2011; 5(4):434-42.

Santos FK, Valadares GV. Leben zwischen Albtraum und Erwachen - der erste Moment der Bewältigung der Peritonealdialyse. Esc Anna Nery R Enferm 2011; 15(1):39-46.

Setz VG, Pereira SR, Naganuma M. Nierentransplantation aus der Sicht von Kindern mit chronischem Nierenversagen, die sich einer Dialyse unterziehen - eine Fallstudie. Acta Paul Enferm 2005; 18(3):294-300.

Schulz R, Sherwood PR. Auswirkungen der familiären Pflege auf die physische und psychische Gesundheit. American J Nurs 2008; 108 (Supp.9):21-7.

Silva FM, Correa I. Chronische Krankheiten im Kindesalter: Die Erfahrungen der Familie mit dem Krankenhausaufenthalt des Kindes. Rev Mineira Enferm 2006; 10(1):18-23.

Silva MAS, Collet N, Silva KL, De Moura F. Familienalltag bei der Bewältigung chronischer Erkrankungen im Kindesalter. Acta Paul Enferm 2010; 23(3):359-65.

Simons L, Ingerski LM, Janicke DM. Soziale Unterstützung, Bewältigung und psychische Belastung bei Müttern und Vätern von pädiatrischen Transplantationskandidaten: eine Pilotstudie. Pädiatr Transplantation 2007; 11:781-7.

Brasilianische Gesellschaft für Nephrologie, Dialyse-Zensus 2011. [Internet] [zitiert 2012 Aug. 3]. Verfügbar unter:
<http://www.sbn.org.br/pdf/censo_2011_publico.pdf>.

Strauss AL, Corbin J. Grundlagen der qualitativen Forschung: Grounded Theory procedures and techniques. Kalifornien: Sage; 1990.

Takatori, M. Sollen wir spielen? Vom Eintritt von Kindern mit körperlichen Behinderungen in die Ergotherapie bis zur Förderung der sozialen Teilhabe [Dissertation]. São Paulo. Institut für Psychologie, Universität von São Paulo, 2010.

Tsai TC, Liu S, Tsai, JD, Chou, LH. Psychosoziale Auswirkungen auf Betreuer von Kindern mit chronischer Peritonealdialyse. Kidney Int 2006; 70(11):1983-7.

Tong A, Lowe A, Sainsbury P, Craig J. Experiences of parents who have children with chronic kidney disease: a systematic review of qualitative studies. Pädiatrie 2008; 121(2):349-60.

Tong A, Lowe A, Sainsbury P, Craig J. Parental perspectives on caring for a child with chronic kidney disease: an in-depth interview study. Kind: Pflege, Gesundheit und Entwicklung 2010, 36(4):549-57.

Velloso RLM, Auswirkungen der Hämodialyse auf den subjektiven Bereich von chronischen Nierenpatienten. Cogito 2001; 3:73-82.

Viana V, Barbosa MC, Guimarães I. Chronische Krankheiten bei Kindern: Familienfaktoren und Lebensqualität. Psicologia, saúde e doenças 2007; 8(11):117-27.

Vieira MA, Lima RAG. Kinder und Jugendliche mit chronischen Krankheiten: Leben mit Veränderungen. Rev Lat-Am Enferm 2002; 10(4):552-60.

Vieira MA, Dupas G, Ferreira NML. Chronische Nierenerkrankung: Wissen und die Erfahrung des Kindes. Esc Anna Nery R Enferm 2009; 13(1):74-83.

Wiedebusch S, Kourad M, Foppe H, Klugger ER, Schaefer F, Schreiber V, et al. Gesundheitsbezogene Lebensqualität, psychosoziale Belastungen und Bewältigung bei Eltern von Kindern mit chronischem Nierenversagen. Paediatr Nephrol 2010; 25:1477-14.

Winnicott DW. Spiel und Wirklichkeit. Rio de Janeiro: Imago, 1975.

ANHÄNGE

ANHANG 1

UNIVERSIDADE DE SÃO PAULO
ESCOLA DE ENFERMAGEM

Av. Dr. Enéas de Carvalho Aguiar, 419 - CEP 05403-000
Tel.: (011) 3061-7548/8858 - Fax: (011) 3061-7548 -
São Paulo - SP - Brasil
e-mail: edipesq@usp.br

São Paulo, 26 de setembro de 2011.

Ilm.ª Sr.ª
Fernanda Stella Risseto Mieto

Ref.: Processo nº 1078/2011/CEP-EEUSP - SISNEP CAAE: 0091.0.196.350-11

Prezada Senhora,

Em atenção à solicitação referente à análise do projeto **"A experiência materna em uma Unidade de Hemodiálise Infantil"**, informamos que o mesmo foi considerado aprovado pelo Comitê de Ética em Pesquisa da Escola de Enfermagem da Universidade de São Paulo (CEP/EEUSP).

Analisado sob o aspecto ético-legal, atende às exigências da Resolução nº 196/96 do Conselho Nacional de Saúde.

Esclarecemos que após o término da pesquisa, os resultados obtidos deverão ser encaminhados ao CEP/EEUSP, para serem anexados ao processo.

Atenciosamente,

Prof. Dr. Paulo Meneghin
Vice-Coordenador do Comitê de Ética em Pesquisa da
Escola de Enfermagem da Universidade de São Paulo

ANHANG 2

SECRETARIA DE ESTADO DA SAÚDE
Coordenadoria de Serviços de Saúde
Unidade de Gestão Assistencial III
HOSPITAL INFANTIL DARCY VARGAS
Rua Seraphico de Assis Carvalho, n.º 34 - Morumbi
São Paulo – SP – CEP : 05614-040 - Fone: (011) 3723 – 3700
CNPJ 46.374.500/0118-03
E-mail: hidv-dtds.expediente@saude.sp.gov.br

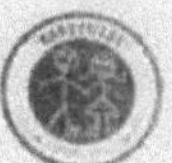

PARECER OFICIAL DA INSTITUIÇÃO

Do: Comitê de Ética em Pesquisa
Para: Sra. Fernanda Stella Risseto Mieto

O Comitê de Ética em Pesquisa do Hospital Infantil Darcy Vargas, analisou e **aprovou** a pesquisa **"A EXPERIÊNCIA MATERNA EM UMA UNIDADE DE HEMODIÁLISE INFANTIL"** sob responsabilidade de **FERNANDA STELLA RISSETO MIETO** e cadastrado sob o número **CAAE 0091.0.196.350-11.**

A referida pesquisa deverá ter acompanhamento desta CEP quanto à sua execução e finalização, segundo Resolução 196/96 e Resoluções Complementares CONEP/CNS/MS.

São Paulo, 05 de outubro de 2011.

Comitê de Ética em Pesquisa
UGA III - Hospital Infantil Darcy Vargas

Dra. Leonete Ritamar Ferreira Guimarães
Presidente – Comitê de Ética em Pesquisa
UGA III – Hospital Infantil Darcy Vargas

ANHANG 3

FORMULAR FÜR DIE EINWILLIGUNG ZUR TEILNAHME AN EINER WISSENSCHAFTLICHEN FORSCHUNG

Projekt: Die Erfahrungen von Müttern auf einer Kinder-Hämodialyse-Station

Mein Name ist Fernanda Stella Risseto Mieto, Ergotherapeutin und Masterstudentin an der Krankenpflegeschule der Universität von São Paulo. Ich führe ein Forschungsprojekt durch, um zu untersuchen, wie Mütter den Behandlungsprozess ihrer Kinder, die sich einer Hämodialyse unterziehen, erleben. Dazu befrage ich Mütter, die sich freiwillig bereit erklären, mir über ihre Erfahrungen bei der Begleitung ihres Kindes während dieser Behandlung zu berichten, mit dem Ziel, die Pflege in dieser Situation zu unterstützen.

Während der Studie wird es auch einen Zeitraum geben, in dem der Forscher in der Einheit verbleibt, um den Kontext des Ortes zu beobachten und kennen zu lernen.

Das Gespräch findet an einem privaten Ort statt, und sein Inhalt wird für eine spätere Transkription und Datenanalyse aufgezeichnet. Die Tonaufzeichnung des Interviews verbleibt bei der Forscherin und nur sie und Sie haben Zugang zu ihrem Inhalt.

Die Vertraulichkeit der Informationen, die Anonymität der Teilnehmer und die Möglichkeit, die Teilnahme an dieser Studie jederzeit zu beenden, auch nach Unterzeichnung des Formulars, sind garantiert, d. h. Sie können Ihre Zustimmung in jeder Phase der Studie zurückziehen, ohne dass Ihnen oder Ihrem Kind dadurch ein Schaden entsteht.

Wenn Sie zu irgendeinem Zeitpunkt nach dem Interview die Verwendung der Daten beenden möchten, können Sie sich an den Forscher wenden und erhalten die Zusicherung, dass das Band zurückgegeben und die Abschrift vernichtet wird.

In jeder Phase der Studie können Sie sich an den verantwortlichen Forscher wenden, um eventuelle Zweifel zu klären: (011) 30617610 oder (011) 83945742 unter folgender Adresse: Av. Dr. Éneas de Carvalho Aguiar, 419 - 05403-000 - São Paulo-SP. E-Mail: fmieto@yahoo.com.br

Die erzielten Ergebnisse werden in wissenschaftlichen Veranstaltungen und Publikationen veröffentlicht.

Von diesem Dokument gibt es zwei Exemplare, von denen eines bei der befragten Person und das andere bei der Forscherin Fernanda Stella Risseto Mieto aufbewahrt wird.

NACH DER INFORMIERTEN ZUSTIMMUNG

Ich glaube, dass ich über die Informationen, die ich gelesen habe oder die mir vorgelesen wurden, ausreichend informiert worden bin. Ich habe meine Entscheidung, an dieser Studie teilzunehmen, mit der Forscherin Fernanda Stella Risseto Mieto besprochen. Ich wurde über die Ziele der Studie, die durchzuführenden Verfahren, die Unannehmlichkeiten und Risiken, die Garantien der Vertraulichkeit und die laufende Aufklärung aufgeklärt. Ich erkläre mich freiwillig bereit, an dieser Studie teilzunehmen und kann mein Einverständnis jederzeit, vor oder während der Studie, zurückziehen, ohne dass mir dadurch Nachteile entstehen oder ein Familienmitglied zu Schaden kommt.

São Paulo, ____ von ______________ 2012.

______________________ ______________________

Unterschrift der Versuchsperson Unterschrift des Forschers

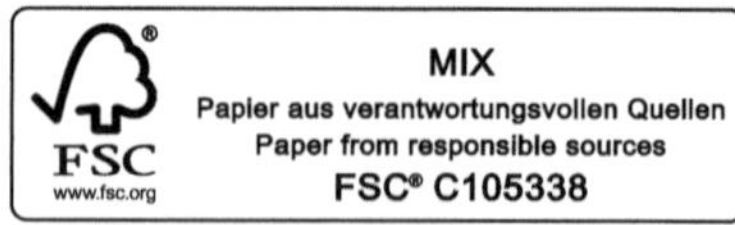

Printed by Books on Demand GmbH, Norderstedt / Germany